AYAHUASCA ANALOGE

Jonathan Ott

Ayahuasca Analoge

Pangæische Entheogene

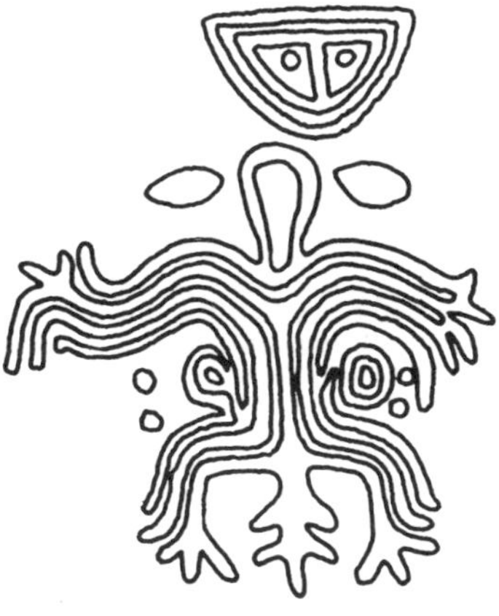

Edition Rauschkunde

Impressum

Jonathan Ott
AYAHUASCA ANALOGE
Edition RauschKunde

Vom Autor autorisierte und korrigierte Übersetzung
des Buches *Ayahuasca Analogues – Pangean Entheogens*
von Bert Marco Schuldes

Satz und Gestaltung: J. Ott, B.M. Schuldes, W. Pieper
Titelfoto: Christian Rätsch, *Phalaris sp. aus Kreta*
Foto RückCover: Jonathan Ott, *Banisteriopsis caapi (Ecuador)*

Gedruckt auf 80 gr Hanfpapier der Fa. Schneidersöhne
(50% Hanf, 50% deinktes Recycling Papier)

Druck, Verarbeitung und Fadenheftung von der Fuldaer Verlagsanstalt

Verlegt von
Werner Pieper's MedienXperimente
Alte Schmiede
D-69488 Löhrbach
Fax 06201 22585

ISBN 3-930442-08-6

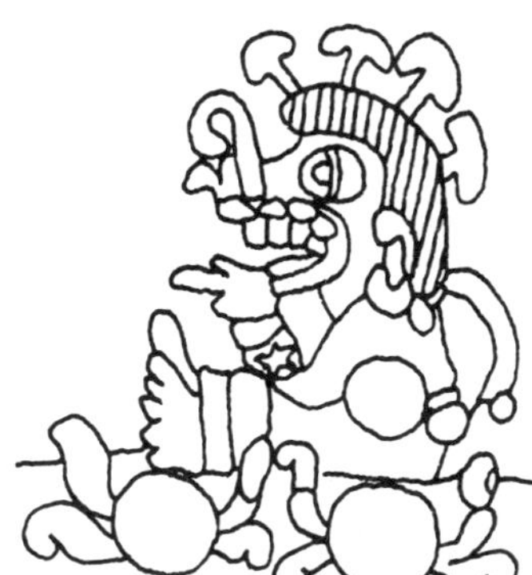

Inhaltsverzeichnis

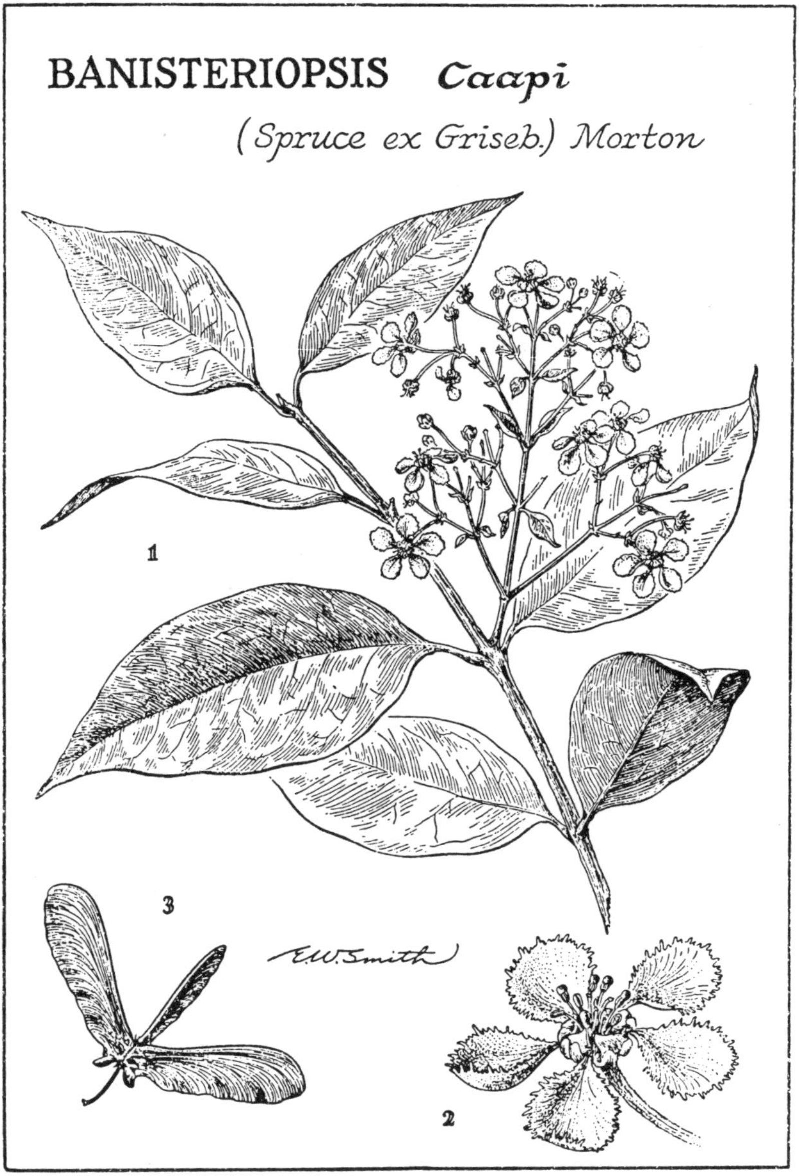

1. Blühender Zweig, etwa halbe natürliche Größe.
2. Blüte; 2,5-fach vergrößert.
3. Samara[Frucht]; etwa halbe Größe.

Exordium

Das Amazonische Amrta und die Entheogene Reformation

How do you know but ev´ry Bird that cuts the airy way,
Is an immense world of delight, clos´d by your senses five ?

William Blake
The Marriage of Heaven and Hell (1973)

Nachdem R.Gordon Wasson im Jahr 1955 in Südméxico den traditionellen schamanistischen Gebrauch entheogener[1] Pilze wiederentdeckt hatte, veröffentlichte er zwei Jahre später in einem populären Artikel in der Zeitschrift *Life* sein "großes Abenteuer". Er beschrieb dort, wie er das heilige Sakrament mit der mazatekischen Schamanin María Sabina teilte. Diese Entdeckung und der Bericht darüber bewirkten ein erstaunliches Wiedererwachen des Interesses an schamanistischen Rauschmitteln [Wasson 1957; Wasson & Wasson 1957].

Die entheogene Droge Psilocybin war durch Albert Hofmann aus María Sabinas Pilzen isoliert worden. LSD, ein halbsysnthetisches pilzliches Entheogen, war von Hofmann, der etwas ganz anderes gesucht hatte, 12 Jahre bevor Wasson den Schleier des heiligen Mysteriums in México gelüftet hatte, entdeckt worden. Beide Drogen zusammen wurden zu den wichtigsten Wegbereitern einer weltweiten anachronistischen Wiedergeburt archaischer Religionen, von der die westliche Gesellschaft bis in ihren Kern erschüttert wurde [Horowitz 1991; Ott 1978]. Die daraus resultierende "kulturelle Gegenbewegung" der "psychedelischen sechziger" Jahre markiert einen noch nie dagewesenen Aufbruch vom "Business as usual", der die Bühne für eine moderne entheogene Reformation bereitete und verspricht, radikalere und weitreichendere Änderungen in westlichen Religionen herbeizuführen, als es irgendwelche vergangenen Ereignisse vermochten. In der Tat waren Martin Luthers 95 Thesen vom Oktober 1517 ein weit geringerer Schlag für die Amtskirchen, als es Gordon Wassons *eine* These 440 Jahre später war. Wasson hatte die vielen, vielen verknöcherten Schichten von Symbolen und Dogmen hinweggefegt, die den Kern des Mysteriums in undurchdringliches Dunkel gehüllt hatten. Vor den Augen einer erstaunten Welt enthüllte er das *heilige Sakrament selbst* in seiner leuchtenden täglichen Demut, ein Sakrament, das "seinen eigenen Beweis in sich trägt" und nicht belastet mit dem Glauben an eine absurde Doktrin von der Transsubstantiation daherhinkt; ein Sakrament, *das sogar die Notwendigkeit des Glaubens selbst aufhob* und es jedem Kommunikanten erlaubt "das Wunder, das er erfahren hatte" zu bezeugen [Ott 1990; Wasson 1961].

Obwohl María Sabinas Pilze und Psilocybin den urspünglichen Anstoß für dieses bemerkenswerte Phänomen gegeben hatten, wurde LSD in der Folge zum Bannerträger der entheogenen Reformation. Nach Beendigung der legalen LSD-Herstellung 1965 und der darauf folgenden internationalen Ächtung dieses einzigartigen Pharmacotheons entstand ein Netzwerk provisorischer chemischer Untergrundlaboratorien, die aus technischen und kommerziellen Gründen hauptsächlich LSD herstellten. In der Tat konnte diese Droge für einen Pfennig pro Dosis produziert werden; und dies sogar trotz der weit überteuerten Preise für benötigte Materialien und Reagenzien, die unter Schwarzmarktbedingungen meist gefordert wurden[2]. Als die sechziger Jahre den Siebzigern Platz machten, ließ die Popularität dieser Droge, mitverursacht durch eine heftige Propaganda-Kampagne der Regierungen der USA und anderer Länder, nach. In der Folge interessierte sich ein harter Kern von *aficionados* von Entheogenen zunehmend mehr für Phytoentheogene als für Produkte der chemischen Industrie, wie gegenkulturell diese auch sein mochten. Dies war Teil einer "Zurück-zur-Natur-Bewegung", die ihrerseits weitgehend eine Folge der Entheogenen Reformation war, und LSD wurde fälschlicherweise als "synthetische" (soll heißen: künstliche[3]) "Chemikalie" stigmatisiert. Diese Tatsache, sowie die Einführung zuverlässiger, nur wenig an Technologie erfordernder Methoden für die Zucht kleiner Mengen psilocybinhaltiger Pilze in den Jahren 1975-1978 [Harris 1976; Oss & Oeric 1975; Ott & Bigwood 1978] lenkte den Brennpunkt des Interesses gegenkultureller Kreise wieder auf das Psilocybin als das primäre Entheogen. So wurden psilocybinhaltige Pilze, insbesondere *Psilocybe [Stropharia] cubensis* in den späten Siebzigern zum Entheogen der Wahl und es wurde immer schwieriger, LSD zu erhalten.

Gegen Ende der achtziger Jahre fokussierte sich das anhaltende Interesse an entheogenen Drogen mehr und mehr auf *Ayahuasca*, einen pan-amazonischen entheogenen Trank, der aus Pflanzen des tropischen Regenwalds hergestellt wird [Ott 1993]. Dies war ein Ergebnis der internationalen ökologischen Bewegung, die sich für die Erhaltung der Regenwälder einsetzt; eine Bewegung, die ebenfalls ihre Wurzeln in der entheogenen Reformation hat. Als aus den Achtzigern die Neunziger wurden, geriet *Ayahuasca* mehr und mehr als das neue, moderne Entheogen der "cognoscenti" ins Rampenlicht, als das Entheogen, das "in" war. Genauso wie der "Pilztourismus" auf Wassons erstaunliche Entdeckung in México gefolgt war [Ott 1975, 1976], begann um 1980 das Phänomen des *Ayahuasca*-Tourismus aufzutreten [Ott 1993]. Die wenigen übriggebliebenen und gefährdeten Vorkomnisse präliteraler Spiritualität in Amazonien und der flüchtige "pharmakratische Friede" [Escohotado 1989], während dem es schien, als hätte der gleichzeitig stattfindende Kreuzzug gegen schamanistische Rauschmittel *Ayahuasca* übersehen, wurden durch die plötzliche Ankunft perfervider Kontigente kosmopolitischer *Ayahuasca*-Touristen in Amazonien ernsthaft gefährdet.

Die zeitgenössische Ethnobotanik von *Ayahuasca* wird durch die Tatsache kompliziert, daß dieses schamanistische Rauschmittel mehr als jedes andere Entheogen, das wir kennen, lange vor seiner Wiederentdeckung durch die entheogene Gegenkultur seinen Platz in der modernen Welt gefunden hat. Die *Ayahuasqueros* unter den Mestizen hörten auch in den städtischen Gebieten Perús und Kolumbiens nicht damit auf, das amazonische *Ambrosia* zu nutzen, genau wie ihre indianischen Vorfahren damit fortfuhren, wenn auch in zunehmend geringerem Maße, mit *Sacha Runa* (der "Dschungel-Mann") und anderen "Pflanzen-Geistern" in den immer kleiner werdenden Inseln primären Regenwalds überall in Amazonien zu kommunizieren [Dobkin des Ríos 1970a, 1970b, 1972, 1973, 1992; Lamb 1974; Luna 1984a, 1984b, 1986c, 1991; Luna & Amaringo 1991]. Darüberhinaus wuchs in den letzten sechs Dekaden eine bemerkenswerte synkretistische Neo-Christliche Religion mit *Ayahuasca* als Sakrament heran. Nach bescheidenen Anfängen im Staat Acre im brasilianischen Amazonien wurde aus diesen zeitgenössischen religiösen Gruppen, die mit *Santo Daime* oder *Chá Hoasca* (dies sind die Namen, unter den *Ayahuasca* bei diesen Gruppen bekannt ist) kommunizieren, große internationale religiöse Bewegungen mit tausenden von Mitgliedern [Centro 1989; Henman 1986; Lowy 1987; MacRae 1992; Prance 1970]. Diese Kirchen und die afrikanische Bwiti-Religion, die auf dem entheogenen Sacrament *eboka* [Samorini 1992] basiert, stellen keinesfalls eine Verirrung oder einen Anachronismus dar. Ganz im Gegenteil repräsentieren sie die Zukunft des Christentums, das durch die entheogene Reformation von der Doktrin der Transsubstantiation befreit wurde und dessen *Placebo*-Sakrament durch das eine oder andere *wahre* Entheogen ersetzt wird!

Der "Pilztourismus", der Wassons Eindringen in das *arcanum arcanorum* auf dem Fuße folgte, profanisierte die wunderbaren Pilze, die zu gewöhnlichen touristischen Handelsobjekten wurden. Selbsternannte Schamanen führten falsche Pilzzeremonien für die ungeduldigen Touristen auf; die Pilze selber wurden ganz offen wie so viele billige

Schmuckstücke und Souvenirs verkauft. Dies alles trägt wesentlich zum schnellen Sterben des archaischen Kultes bei [Ott 1975; Wasson 1977, 1980]. Einige Schamanen, auch María Sabina, mußten sogar in der Stadt Oaxaca Gefängnisstrafen wegen angeblicher Verführung zum Pilzhandel mit Touristen verbüßen [Estrada 1977], was so ziemlich das gleiche ist, wie den Papst wegen der Abgabe von Hostien und Wein in den Knast zu stecken. Möglicherweise trug die Verbreitung von Informationen über das häufige Vorkommen psilocybinhaltiger Pilze außerhalb Méxicos [Cooper 1977; Gartz 1993; Haard & Haard 1975; Menser 1977; Ott 1976, 1978; Ott & Bigwood 1978, 1985; Stamets 1978], zusammen mit der oben erwähnten Einführung der Technik zur Zucht psilocybinhaltiger Pilze im Haushalt [Harris 1976; Oss & Oeric 1975; Ott & Bigwood 1978, 1985; Stamets & Chilton 1983] dazu bei, daß diese unwillkommene Belästigung durch Außenstehende beendet wurde. Dies erlaubte es den so unangenehm beeinflußten Dörfern, wieder einigermaßen zur Normalität zurückzukehren und auf diese Weise unerwünschte Aufmerksamkeit offizieller Stellen von dem pilzlichen Pharmacotheon abzulenken.

Ethnobotanische, pharmakognostische und pharmakologische Studien von *Ayahuasca* begannen um die Mitte des neunzehnten Jahrhunderts herum und hatten bis in die späten sechziger Jahre dieses Jahrhunderts mehr oder weniger die einzigartige Pharmakologie dieses Dschungel-*Amrta*[4] erhellt. Es zeigte sich, daß es sich um ein geniales *kykeon*[5] bzw. eine Mischung zweier Pflanzenauszüge handelt, von denen einer Harmine und verwandte Enzymhemmer, der zweite N,N-Dimethyltryptamin (DMT) enthält, ein Entheogen, das gewöhnlich oral genommen inaktiv ist [McKenna *et al.* 1984a; Ott 1993]. Gleichzeitig stattgefundene phytochemische Studien, die zusammen mit der Ethnopharmakognosie von *Ayahuasca* in diesem Buch zusammengefaßt werden, hatten inzwischen gezeigt, daß DMT und die *Ayahuasca*-typischen natürlichen Enzymhemmer (die technisch als β-Carboline bekannt sind) alles andere als selten sind. In der Tat gibt es theoretisch *mehrere Tausend möglicher Kombinationen* zweier Pflanzenextrakte, die einen entheogenen Trank analog dem *Ayahuasca* ergeben würden. Dies sind die "*Ayahuasca*-Analoge" aus dem Titel dieses Buches, die auch schon als *Ayahuasca borealis* oder "nördliches *Ayahuasca*" bezeichnet wurden, um sie von dem vollständig tropisch-amazonischen *Ayahuasca* zu unterscheiden, das wir aus technischer Sicht *Ayahuasca australis* nennen müßten [McKenna 1992]. Als ich für mein gerade erschienenes Buch *Pharmacotheon* Forschungen zu *Ayahuasca* anstellte, fiel mir auf, daß es in der wissenschaftlichen Kenntnis der Pharmakognosie von *Ayahuasca* zahlreiche *lacunae* gibt. So unternahm ich eine anspruchsvolle Serie psychonautischer Versuche, die darauf angelegt waren, die Phamakologie dieses einzigartigen entheogenen Trankes zu erhellen. Ich bemühte mich nicht nur darum, die Effekte *von Ayahuasca australis* mit Hilfe der reinen Wirstoffe in "*Ayahuasca*-Kapseln" (*Pharmahuasca*) nachzuvollziehen. Ich versuchte auch diese Effekte hervorzurufen, indem ich einfach erhältliche Pflanzen gemäßigter Zonen benutzte, die zum Teil aus der Sicht des Chemikers sinnvollere Quellen von *Ayahuasca* sind, da sie viel höhere Konzentrationen an DMT und β-Carbolinen enthalten, als ihre amazonischen Prototypen. Dieses Buch ist die Frucht meiner Forschungen über das amazonische *kykeon* im praktischen Versuch, in Bibliotheken und im Labor.

Ich hoffe inbrünstig, daß dieses Buch zum Verschwinden des *Ayahuasca*-Tourismus in Amazonien beitragen wird. Dieser kann sich nur zerstörerisch auf den schnell schwindenden Rest präliterater Religiosität auswirken, der in einer modernen Welt darum kämpft, seinen Platz zu finden, während die falsche Art politischer Aufmerksamkeit auf *Ayahuasca* gelenkt wird. Außerdem bin ich ein unerbittlicher Gegner der Drogenprohibition, und denke, daß weitverbreiteter Gebrauch von Entheogenen in unserer Zeit die größte ökologische Hoffnung für die Menschheit an der Schwelle eines neuen Jahrtausends bedeuten würde. Ein neues Jahrtausend, das der Anfang eines neuen goldenen Zeitalters sein könnte oder die Fortsetzung und die furchtbare Kulmination eines kataklysmatischen biologischen und kulturellen Holocausts. Ich hoffe, daß die einfache, in jedem Haushalt durchführbare Technik, die in diesem Buch beschrieben wird, den letzten Nagel in den Sarg des bösen und heuchlerischen, bereits fünfzehnhundert-undachtundneunzig Jahre alten Kreuzzuges zur Tilgung dieser Klasse von Drogen vom Angesicht der Erde treiben wird. Möge die Entheogene Reformation über die pharmakratische Inquisition die Oberhand behalten und zur spirituellen Wiedergeburt der Menschheit an der Brust unserer heiligen Mutter Gæa[6] führen, wo für immer reichhaltig die *Amrta*, die *Ambrosia*, das *Ayahuasca* des ewigen Lebens fließen möge!

Jonathan Ott, F.L.S.
Ecuador-México-Spanien
Frühjahr 1992 – Winter 1994

Kapitel Eins

Naturgeschichte von Ayahuasca
Ein Pan-Amazonisches Entheogen

Im Jahre 1851 führte ein junger Botaniker namens Richard Spruce botanische Studien am unteren Río Vaupés im brasilianischen Amazonien durch. Von einer Gruppe Tukanoa-Indianer aus Urubú-coára, "dem Ort des Bussards" wurde er eingeladen, an einem *Dabocurí*-Fest teilzunehmen, bei welchem seine Gastgeber größere Mengen eines "ekelerregenden Getränks" zu sich nahmen, von dem sie behaupteten, es würde Visionen hervorrufen. Der Trank, *Caapi,* wurde aus einer Liane gemacht und Spruce trank eine kleine Tasse davon, offensichtlich nicht genug, um allzuviel an Wirkung hervorzubringen. Aber Spruce dokumentierte dessen Wirkungen auf seine indianischen Freunde und befragte sie vorsichtig über das (für ihn) neue Entheogen. Es wurde ihm gestattet, die Pflanze zu sehen, aus der der *Caapi*-Trunk gemacht war. Es fand sie in voller Blüte und konnte so einige gute Belegexemplare sammeln, die er an die Kew Gardens in England sandte. Obwohl es vereinzelte frühe Erwähnungen des "teuflischen Gebräus" durch Jesuiten und andere gegeben hatte, war Spruce der erste Botaniker, der diese Pflanze sammelte und identifizierte, von der er bereits zuvor unter der Bezeichnung *Yajé* von brasilianischen Mestizen gehört hatte. Er benannte die Pflanze *Banisteria caapi* und sammelte in vorausschauender Weise Material für eine eventuelle chemische Analyse [Anon. 1855; Reichel-Dolmatoff 1975]. Sieben Jahre später beschrieb der ecuadorianische Verwaltungsbeamte Manuel Villavicencio die eigenartigen Wirkungen von *Ayahuasca,* einem Trank, der im ecuadorianischen Amazonien, im Abflußgebiet des Río Napo, von den Angatero-, Mazán- und Záparo-Indianern aus einer Schlingpflanze zubereitet wurde. Villavicencio scheint der erste Außenseiter gewesen zu sein, der die vollen Wirkungen des Tranks aus eigener Erfahrung beschrieb, wie er "scheinbar eine Reise durch die Luft unternahm..." in deren Verlauf er "die anmutigsten Landschaften, großartige Städte, erhabene Türme, schöne Parks und andere wunderbare Dinge" sah. Villavicencio veröffentlichte seinen Bericht im Jahr 1858, fünfzehn Jahre, bevor Spruces erster Aufsatz über das amazonische "Narcotikum"[7] erschien. [Spruce 1873; Villavicencio

1858]. In der Zwischenzeit hatte Spruce 1854 in der Nähe der Maipures-Wasserfälle im Orinoco-Gebiet von Venezuela beobachtet, wie *Caapi* von umherziehenden Guahibo Indianern gekaut wurde, "so wie einige Leute Tabak kauen". 1859 begegnete er dann Villavicencios *Ayahuasca* in der Form, in der es von den ecuadorianischen Záparo-Indianern gebraucht wurde. Spruce folgerte richtig, daß *Caapi, Yajé und Ayahuasca* verwandte Tränke sind, die aus *Banisteria caapi,* heute allgemein als *Banisteriopsis caapi* bekannt [Gates 1982], hergestellt werden, und seine detaillierten Aufzeichnung wurden posthum veröffentlicht [Spruce 1908].

Nachfolgende Forschungen bestätigten Spruces Vorstellung von einem pan-amazonischen entheogenen Trank. Spruce selbst hatte die Ausdehnung wie folgt angegeben: östlich bis zum Gebiet des Río Negro in Brasilien, westlich bis zu den Ausläufern der Anden im amazonischen Ecuador, und im Norden bis in das Becken des Orinoco in Venezuela hinein. In den 135 Jahren seit den ersten Berichten von Spruce und Villavicencio fand man, daß das Gebiet, in dem indianischer Gebrauch *Ayahuasca*-ähnlicher Tränke vorkam, zum Westen hin bis in die pazifischen Küstenregionen von Kolumbien und Ecuador reichte, wo die Tränke unter den Namen *Pildé* und *Dapa* von den Emberá- und Noanamá-Indianern gebraucht werden. Auch von weiter nördlich, aus den Küstengebieten von Panamá [Reichel-Dolmatoff 1960], wird über solchen Gebrauch berichtet. Des weiteren wurde der urspüngliche Bereich weit nach Süden erweitert, von wo zahlreiche Berichte über den Gebrauch im amazonischen Perú und Bolivien vorliegen [Andritzky 1988; Baer 1969; Baer & Snell 1974; Dobkin de Ríos 1970a, 1970b, 1972, 1973, 1992; Friedberg 1965; Kensinger 1973; Kusel 1965; Luna 1984a, 1984b, 1991; Luna & Amaringo 1991; Rusby 1923; Siskind 1973; Weiss 1973; White 1922]. Ziemlich detaillierte Informationen gibt es aus sorgsamen Studien des Gebrauchs im kolumbianischen Bereich Amazoniens [Bristol 1966; Brüzzi 1962; Calella 1935, 1944a, 1944b; Goldman 1963; Koch-Grünberg 1909, 1923; Morton 1931; Reichel-Dolmatoff 1944, 1969, 1970, 1972, 1975; Uscátegui 1959, 1961]. Wir haben auch ausführliche Informationen über den indigenen Gebrauch von *Ayahuasca* in Ecuador [Davis & Jost 1983; Harner 1973a, 1973b, 1973c; Marles *et al.* 1988; Naranjo 1975, 1979, 1983] und Brasilien [Ducke 1957; Lowie 1946; Prance 1970; Prance & Prance 1970; Prance *et al.* 1977]. Der große Ethnobotaniker Richard Evans Schultes hat das Bild der Ethnobotanik von *Ayahuasca* in vielen detaillierten Aufsätzen und hervorragenden Büchern entscheidend erhellt [Schultes 1957, 1986b, 1988; Schultes & Hofmann 1980; Schultes & Raffauf 1960, 1990, 1992]. Darüber hinaus hat Luna mindestens 72 indigene Gruppen aufgezählt, die den Trank benutzen [Luna 1986b] und wenigstens 42 autochthone Namen für die Droge aufgelistet [Luna 1986c]. Die besten Bibliographien, die bisher zu *Ayahuasca* zusammengestellt wurden, umfassen mehr als 300 Quellen [Luna 1986a; Luna & Amaringo 1991]. Im vorliegenden Buch wird der Name *Ayahuasca* benutzt werden, um sowohl die wichtigste pflanzliche Quelle zu bezeichnen, *Banisteriopsis caapi*, als auch um die entheogenen Tränke zu benennen, die aus dieser und aus verwandten Arten amazonischer Pflanzen zubereitet werden.

Die Botanik von *Ayahuasca*-Tränken wurde durch eine Unzahl wissenschaftlicher Namen für Pflanzen, von denen berichtet wurde, daß aus ihnen das Dschungel-Ambrosia gemacht würde, verwirrt. Während sich die meisten Berichte auf Spruce's *Banisteriopsis caapi* beziehen, werden die folgenden Arten ebenfalls häufig erwähnt: *B. argentea, B. inebrians, B. longialata, B. lutea, B. martiniana, B. metallicolor, B. muricata, B. quitensis* und *B. rusbyana* [Schultes 1957, 1986b]. Als Resultat der wichtigen und lange überfälligen taxonomischen Arbeit von Bronwen Gates hat sich das Bild deutlich geklärt. Die häufigsten "anderen" Arten von *Ayahuasca, B. inebrians* und *B. quitensis,* werden heutzutage als Synonyme für *B. caapi* betrachtet [Gates 1982]. Als weniger wichtige weitere Quellen für *Ayahuasca* werden noch *Banisteriopsis muricata* (die bei weitem verbreitetste Art der Gattung, für die *B. argentea* und *B. metallicolor* nur zwei von zweiunddreißig Synonymen sind) und *B. martiniana* var. *subenervia* (von der es auch heißt, sie sei *B. martiniana* var. *laevis*) [Davis & Yost 1983; García Barriga 1975; Gates 1982, 1986; Schultes 1975] betrachtet. Letztere wird auch unter den Namen *Míi* oder *Sacha* ("wilder") *Ayahuasca* durch Witoto- und Waorani-Indianer als schwächerer Ersatz für *B. caapi* benutzt [Davis & Yost 1983], obwohl es vom Gebrauch durch die Waorani heisst, er sei rein symbolisch und nicht pharmakologisch [Miller 1993]. Weitere *Banisteriopsis*-Arten, von denen Schultes annimmt, daß aus ihnen *Ayahuasca* gewonnen wird, sind *B. longialata* und möglicherweise *B. lutea* [Schultes 1986b]. Einige *Banisteriopsis*-Arten finden, unabhängig von ihrer Bedeutung für entheogene Tränke, ethnomedizinische Verwendung. *Banisteriopsis lucida* oder *Cají* wird in Venezuela als Zaubermittel beim Fischfang verwendet [Boom & Moestl 1990], während in Brasilien eine Wurzelabkochung von *B. argyrophylla* zur Behandlung von Nierenleiden dient [Schmeda Hirschmann & De Arias 1990]. Die häufig erwähnte *Banisteriopsis rusbyana*, die heutzutage als *Diplopterys rusbyana* klassifiziert wird, gehört nicht hierher, sondern muß richtiger als eine der wichtigsten *Ayahuasca*-additiven Pflanzen betrachtet werden, die weiter unten noch detaillierter besprochen werden.

Frühe Berichte von Spruce [1908] und Theodor Koch-Grünberg [1909, 1923] erwähnen verschiedene "Arten" von *Caapi* bei den Vaupés, und Schultes fand heraus, daß die Makú-Indianer aus dem Gebiet des brasilianischen Río Tikíe aus *Tetrapterys methystica* einen *Caapi*-ähnlichen Trank bereiten, einer Pflanze, die wie *Banisteriopsis* aus der Familie der Malpighiaceae stammt [Schultes 1954a, 1957; Schultes & Raffauf 1990]. Die Karapaná-Indianer aus dem Bereich des kolumbianischen Río Apaporis bereiten auf die gleiche Weise einen entheogenen Trank aus *Tetrapterys mucronata* [Schultes & Raffauf 1990]. Gates [1986] betrachtet *Tetrapterys methystica* als Synonym für *T. styloptera.* Von einer weiteren Art aus der Familie der Malpighiaceae, *Mascagnia psilophylla* var. *antifebrilis,* heute als *Callaeum antifebrile* (und auch unter den Synonymen *Banisteria antifebrilis* und *Cabi paraensis*) bekannt [Gates 1986], wurde berichtet, sie sei Hauptzutat eines entheogenen Trankes. Allerdings war sie Teil einer gemischten Sammlung, die ebenfalls *Banisteriopsis* beinhaltete [Schultes 1957]. So wie bei *Diplopterys cabrarena* ist es auch hier exakter, die Pflanze als eine der *Ayahuasca*-additiven Pflanzen einzuordnen [Luna & Amaringo 1991]. Eine der zweifelhaften Arten aus der Familie der Malpighiaceae, von denen es heißt, sie würden die Basis *Ayahuasca*-artiger Tränke bilden, ist *Lophanthera lactescens,* über die wir kaum etwas wissen [Schultes 1986b]. Die häufigen Verweise, die in der wissenschaftlichen Literatur auf *Prestonia amazonica* oder *Haemadictyon amazonicum* als *Yajé* vorkommen, sind Resultate eines unglücklichen Fehlers und es gibt keine Belegexemplare die beweisen würden, daß diese Arten aus der Familie der Apocynaceae im *Ayahuasca*-Komplex enthalten sind [Schultes & Raffauf 1960]. In ähnlicher Weise wurde von einem Missionar um 1890 fälschlich behauptet, daß *Brugmansia*-Arten (die wichtige *Ayahuasca*-additive Pflanzen sind, wie wir weiter unten noch sehen werden) die Hauptzutat eines *Ayahuasca*-Trankes seien, der von den ecuadorianischen "Jívaro" Indianern (ein pejorativer Name für die Shuar, der in diesem Buch nicht benutzt wird) unter dem Namen *Natema* zubereitet wird. Dies beruhte auf einer unglücklichen Verwechslung von *Maikoa,* der Bezeichnung der Shuar für die *Brugmansia*-Arten (die sie in *Ayahuasca* benutzen) und dem Begriff *Natema,* der für *Ayahuasca* steht. Von dem kolumbianischen Chemiker G. Fischer Cárdenas wurde schließlich die Gattung *Aristolochia* vorgeschlagen, als es um die Identifikation von Material zur Zubereitung von *Ayahuasca* ging; diese unfundierte Mutmaßung führte zu einigem Durcheinander in der späteren Literatur [Schultes 1957].

Alles dies zusammengefaßt vertritt eine neuere Arbeit von Gates [1986], mit der konservativsten Ansicht [eines Minimum an Arten], was die Anzahl von Pflanzen aus der Familie der Malpighiaceaen betrifft, die als Grundlage für die Zubereitung von *Ayahuasca* dienen. Er akzeptiert darin die folgenden Arten:

Banisteriopsis caapi	*[= B. inebrians, B. quitensis]*
Banisteriopsis muricata	*[= B. argentea, B. metallicolor etc.]*

Callaeum antifebrile	[= *Cabi paraensis, Mascagnia psilophylla*]
Tetrapterys styloptera	[= *T. methystica*]

Die folgenden Arten, von denen berichtet wurde, sie seien Pflanzen, auf denen *Ayahuasca* basiere, und deren Taxa von Gates als gültig akzeptiert werden, könnte man nach einer liberaleren Analyse der Literatur der Liste noch hinzufügen:

Banisteriopsis longialata	[= *B. rusbyana*]
Banisteriopsis lutea	[= *B. nitrosiodora*]
Banisteriopsis martiniana var. *subenervia*	[= *B. martiniana* var. *laevis*]
Lophanthera lactescens	
Tetrapterys mucronata	

Wie wir noch in Kapitel zwei sehen werden, bilden diese Arten aus der Familie der Malpighiaceae die Quelle der für die Pharmakologie von *Ayahuasca* wichtigen Enzymhemmer vom Harmintyp, die unter Chemikern als Alkaloide vom β-Carbolin-Typ bekannt sind.

Banisteriopsis caapi ist eine Liane, die in amazonischen Tiefland-Regenwäldern wächst. Ihr Verbreitungsgebiet reicht im Süden bis nach Bolivien und nördlich bis nach Venezuela und Panamá. Sie wächst im ecuadorianischen, kolumbianischen, perúanischen und brasilianischen Amazonien und hat es geschafft, sich über die Anden hinweg bis in die Küstengebiete Ecuadors zu verbreiten. Wegen seiner weiten Verbreitung durch Stecklinge ist es schwierig, das natürliche Verbreitungsgebiet zu bestimmen. Amazonische Gruppen kennen verschiedene "Arten" von *Ayahuasca*, die alle auf *B. caapi* basieren, und zweifellos handelt es sich dabei um Abkömmlinge, die verschiedene chemische Rassen der Pflanze repräsentieren [Gates 1982; Schultes 1986a]. *Banisteriopsis muricata* ist ein rankender Busch oder eine Liane, die das weiteste Verbreitungsgebiet aller Arten der Gattung hat. Sie wächst im Norden bis Südméxico und im Süden bis hin nach Argentinien sowohl im tropischen Regenwald als auch in subtropischen Laubwäldern [Gates 1982]. *Banisteriopsis longialata* ist eine Liane, die in den Anden von Kolumbien, Perú und Bolivien wächst; *B. luetea* ist eine Winde, die in Argentinien, Paraguay, Bolivien und Perú wächst und sich nach Osten hin durch ganz Brasilien ausbreitet; und *B. martiniana* var. *subenervia* ist eine Liane aus den tropischen Regenwäldern des amazonischen Brasilien, Perús und Kolumbiens, die sich bis hin zum oberen Orinoko in Venezuela findet [Gates 1982]. *Tetrapterys styloptera* ist ein Busch, der aus dem kolumbianischen Amazonien bekannt ist [Schultes & Raffauf 1990]; und *Callaeum antifebrile* ist eine Liane aus dem perúanischen Amazonien [Gates 1986; Schultes & Raffauf 1990].

Im allgemeinen bestehen die *Ayahuasca*-Tränke aus wässrigen Auszügen oder Abkochungen aus wildwachsenden oder angebauten *Banisteriopsis caapi*-Lianen und verwandter Arten. Es gibt einige spärliche Beweise für die Verwendung von *Banisteriopsis*-Arten in südamerikanischen entheogenen Schnupfpulvern [Bernauer 1965; Holmstedt & Lindgren 1967; Ott 1993][8] und einige nicht bestätigte Berichte über die Verwendung von *Banisteria*-Auszügen als Klistier oder als Einlauf. [De Smet 1983, 1985; Emboden 1979; Furst 1976; Furst & Coe 1977]. Schultes fand auch heraus, daß die Witoto-Indianer aus dem kolumbianischen Teil Amazoniens sich manchmal Zigaretten aus den getrockneten Blättern und der "jungen Rinde" von *Banisteriopsis caapi*, zusammen mit den Blättern einer nicht näher identifizierten *Heliconia*-Art, drehen und diese rauchen [Schultes 1985b]. Trotzdem ist die orale Verabreichung die bei weitem häufigste Methode, *Ayahuasca* zu gebrauchen.
Bei der Zubereitung von *Ayahuasca*-Tränken werden ganze Stengel, der Länge nach geteilte Stengel, Späne der Stengel oder zerstampfte Stengelabschnitte in Wasser extrahiert. Manchmal, so zum Beispiel bei den Tukano, einer Gruppe der kolumbianischen Vaupés, werden Lianenstücke in einem Mörser ausgelaugt, dann einige Zeit in kaltem Wasser stehengelassen, und vor der Einnahme wird der Kaltwasserauszug abgeseiht [Reichel-Dolmatoff 1970]. Diese Art von "Instant *Ayahuasca*" spricht durch ihre Einfachheit an und wir erinnern uns, wie Spruce beschrieb, daß Guahibo-Indianer getrocknete *Ayahuasca*-Stammstücke wie Tabak kauten [Schultes & Raffauf 1992]. Von einer ähnlichen Zubereitungsmethode – einfachem Kneten der Lianenrinde in kaltem Wasser – wurde berichtet, sie sei die übliche Art, *Ayahuasca* im kolumbianischen Amazonasgebiet zuzubereiten [Schultes & Raffauf 1992]. Um entheoge Tränke hezustellen, können die Pflanzen auch mit heißem Wasser extrahiert werden. In einigen Fällen, zum Beispiel unter den Cashinahua-, Sharanahua- und den Calina-Indianern im Bereich des Río Purús im perúanischen Teil Amazoniens, wird das Pflanzenmaterial eine Stunde lang in Wasser erhitzt, filtriert, gekühlt und dann getrunken [Der Marderosian *et al.* 1970; Rivier & Lindgren 1972]. Im ecuadorianischen Amazonien und in der Nähe liegenden Gebieten Nordperús wird das Pflanzenmaterial häufig über längere Zeit hinweg gekocht. Manchmal wird das Wasser verkocht, dann dekantiert, neues Wasser hinzugefügt, weiter gekocht, dann filtriert, und dann das Filtrat längere Zeit sieden gelassen, um es zu konzentrieren, wobei es insgesamt zu einer Kochzeit von 10-15 Stunden kommt [McKenna *et al.* 1984a]. Für diese Zubereitungsart benötigt man entschieden zuviel Energie; darüber hinaus ist sie viel umständlicher. Obwohl man sich einerseits

von der Erhitzung eine verbesserte Extraktion der wasserlöslichen *Ayahuasca*-Alkaloide erhoffen kann, gibt es andererseits Beweise dafür, daß das langdauernde Erhitzen, ebenfalls erwartungsgemäß, zum Zerfall einiger aktiver Komponenten führt. Harmalin, zum Beispiel, ist ein wichtiges sekundäres Alkaloid der *Banisteriopsis*-Lianen und einer der aktivsten Enzym-Hemmer in der Pflanze. Es wird zum größten Teil oder sogar vollständig durch den Erhitzungsprozeß zerstört, wie wir weiter unten bei der Besprechung der Pharmakognosie von *Ayahuasca* noch sehen werden.

Die aus dem Herstellungsverfahren resultierenden *Ayahuasca*-Tränke werden in schamanistischem oder ethnomedizinischem Kontext eingenommen. Obwohl vermutet wurde, daß die Tränke als eine Art Chemotherapie gegen parasitäre Eingeweidewürmer wichtig sein könnten [Rodríguez *et al.* 1982], ist doch die wesentliche Verwendung von *Ayahuasca* das, was Luna scharfsinnig einen "Pflanzen-Lehrer" nannte: Die *Ayahuasca*-Pflanze selber in Form des Trankes ist der Lehrer des angehenden Schamanen [Luna 1984a, 1984b]. Somit ist *Ayahuasca* von überragender Bedeutung für die Lehrzeit des *Payé*- oder Schamanennovizen. In präliteraten Kulturen nimmt der Schamane, wie der aztekische *Pahini* ("der, der Medizin zu sich nimmt") das Pharmacotheon, das *Medicamentum divinum*, ein, um von diesem "Pflanzen-Lehrer" die Ursache der Krankheit, die angemessene Therapie und die Prognose zu erfahren. Das göttliche Wissen, das vom Pflanzen-Lehrer auf den Heiler übertragen wird, macht aus, daß ein solcher Behandler als *Schamane* [aus dem Tungusischen *saman*], *Payé*, *Yachaj* oder mazatekisch *Cho-ta-cine* ["einer der weiß"] anerkannt wird [Ott 1993].

Im Falle perúanischer *Ayahuasqueros* können die Schamanen auch *Icaros*, übernatürliche Melodien, von der Pflanze lernen [Giove 1992; Luna 1984a, 1984b]. Es wurde vermutet, daß die *Icaros* synästhetisch umgesetzte *Ayahuasca*-Visionen sind [Bellier 1986; Gebhart-Sayer 1986; Siskind 1973]. Von *Ayahuasca*-Visionen abgeleitete Bilder sind eine bekannte Besonderheit amazonischer Kunst [Reichel-Dolmatoff 1971, 1972, 1975, 1978]. Von den magischen Melodien *Ayahuasca*-inspirierter Kunst, ebenso wie von den entheogenen Effekten des Trankes selber, wird geglaubt, daß sie zu einer "ästhetischen Gemütsverfassung" führen, von der angenommen wird, daß sie von entscheidender Bedeutung für den Heilungsprozeß ist – Musik und Malerei als Therapie [Gebhart-Sayer 1986]! Von den schönen Tätowierungen und Körperbemalungen, die durch die Schamanen aufgebracht werden, wird vermutet, daß sie die "gesunden" Abarten der Muster, die der Schamane auf der Haut des Patienten sehen kann, sind. Erkrankungen führen zu spezifischen Störungen der gesunden Muster und *Ayahuasca* ist eine potente Hilfe für den Schamanen, der den Patienten "aufs Neue richtig bemalt", und so seine Gesundheit wiederherstellt [Luna 1992, 1993]. Ähnliche ästhetisch-therapeutische Vorstellungen waren wahrscheinlich in der klassisch-mexikanischen schamanistischen Heilkunde vorherrschend. Für die alten Azteken war *in xóchitl in cuícatl* – "in Blume, in Lied" eine Metapher für den entheogenen Zustand *temicxoch*, den "blumigen Traum" des Schamanenpriesters. Dieser wurde in *tecpillatolli* zum Ausdruck gebracht, einer heiligen Sprache der Schamanen und Dichter, dem göttlich-inspirierten *logos*, der orakelhaften Sprache des von entheogenen Pflanzen berauschten Thaumaturgen, bildlich als "Sprachrollen" mit angefügten Blumen dargestellt[9] [Cáceres 1984; León Portilla 1961; Ortíz de Montellano 1990]. Natürlich wird von solchen, vom Göttlichen inspirierten Tönen angenommen, daß sie heilende Eigenschaften aufweisen.

PFLNZEN, DIE AYAHUASCA HINZUGEFÜGT WERDEN

Obwohl es Beweise für den Gebrauch reiner *Ayahuasca*-Aufgüsse, die nur aus *Banisteriopsis caapi* (oder verwandten Arten) bestehen, gibt, werden in den meisten Fällen Tränke gebraut, bei denen der Grundlage aus *Banisteriopsis* weitere Pflanzen hinzugefügt werden. Diese *Ayahuasca*-Additive wurden kürzlich treffend als "traditionelle Pharmakopöe" charakterisiert [McKenna *et al.* 1986]. In der Tat wurde von etwa 97 Arten aus 39 Familien berichtet, daß sie als *Ayahuasca*-Additive Verwendung gefunden hätten. Viele davon sind für sich selber bereits potente Entheogene und nicht wenige sind bekannt dafür, daß sie biodynamische Substanzen enthalten. Die bekannten *Ayahuasca*-Additiven Pflanzen sind in Tabelle I aufgeführt und mehrere Kategorien dieser Pflanzen werden noch im Einzelnen erörtert. Grundsätzlich lassen sich die vielen Beimischungen zu *Ayahuasca* in drei große Gruppen unterteilen, die hier nacheinander besprochen werden sollen:

1.) Nicht psychoaktive und möglicherweise therapeutische Additive
2.) Stimulantien
3.) Entheogene oder visionäre Drogen

Da mein Hauptaugenmerk auf dem entheogenen Gebrauch von *Ayahuasca* liegt, wird die letzte Kategorie am ausführlichsten abgehandelt werden.

Therapeutische Additive: Dies ist die verschwommenste Kategorie von *Ayahuasca*-Additiven Pflanzen und eine Art Sammelbegriff für die vielen (soweit bekannt) nicht-psychoaktiven und pharmakologisch obskuren Pflanzen, die *Ayahuasca* zugefügt werden und nicht entheogen wirken. Ich vermute, daß *Ayahuasca*, so wie das altmexikanische

Cacáhuatl-Getränk, das auf einem wässrigen Aufguß aus Kakaobohnen (*Theobroma cacao*) basiert, eine Art von Allzweckträger für pharmakologische Substanzen darstellt. Im alten México wurden Kakaogetränke als Basis für entheogene *Kykeons* verwendet. Diese enthielten zusätzlich psilocybinhaltige Pilze und andere berauschende Pflanzen, so wie ich es auch schon in meinem Buch über dieses Thema beschrieben habe [Ott 1985]. Solche Tränke wurden ebenfalls für die Verabreichung einer großen Zahl anderer medizinischer Pflanzen mit spezifischerem therapeutischen Zweck gebraucht, wie selbst eine flüchtige Durchsicht von Francisco Hernández' Pharmakopöe mexikanischer Pflanzen zeigt [Hernández 1651]. Ich vermute, daß viele der Pflanzen, die *Ayahuasca* zugegeben werden, einen spezifischen therapeutischen Sinn haben und daß sie mit *Ayahuasca*, der Königin der pflanzlichen Heilmittel, vermischt werden, um deren Wirksamkeit zu erhöhen, entweder durch spezifische pharmakologische Mechanismen oder einfach dadurch, daß sie mit der stärksten bekannten Heilungsmagie verknüpft werden. Eine neuere Arbeit untersuchte die biodynamischen Inhaltsstoffe dieser "traditionellen Pharmakopöe" und fand, daß viele der Pflanzen pharmakologisch aktive Komponenten aufwiesen (oder zu Gattungen oder Familien gehörten, innerhalb derer solche Wirkstoffe auftreten), daß aber deren pharmakologisches Wirkprinzip als *Ayahuasca*-additive Pflanzen ein Rätsel blieb [McKenna *et al.* 1986]. Noch geheimnisvoller waren die zahlreichen *Ayahuasca*-Zusätze, von denen wir noch keine chemischen Daten besitzen. Ich stimme mit den Autoren überein, daß diese Gruppe von Zusatzpflanzen von großem potentiellen Interesse für die westliche Wissenschaft ist, und ich erwarte, daß zukünftige Forschungen zeigen werden, daß einige der unbekannten Pflanzen psychoaktiv sind, während andere von spezifischerem therapeutischen Wert sein werden. Von amazonischen Schamanen weiß man, daß sie biologische Wirkungen unbekannter Pflanzen in Selbstversuchen erforschen, indem sie sie *Ayahuasca* hinzugeben [Miller 1993; Montgomery 1992], oder sie "untersuchen" während sie selber unter dem Einfluß von *Ayahuasca* sind [Bristol 1966]. Diese Tatsache gibt mir zusätzliche Sicherheit bezüglich der spezifischen phytotherapeutischen Dimension von *Ayahuasca.* Eine neuere Nachprüfung enthüllte, daß vier der fünf meistgebrauchten anti-rheumatischen Pflanzenheilmittel in Amazonien *Ayahuasca*-Additive sind: *Alchornea castaneifolia*; *Brunfelsia grandiflora* subsp. *schultesii*; *Mansoa alliacea* und *Maytenus ebenifolia* [Prance & Kallunki 1984]. Ihr Gebrauch in *Ayahuasca* ist wahrscheinlich therapeutischer und nicht-visionärer Art.

Stimulatien: Wie wir noch in den Kapiteln zwei und drei sehen werden, haben reine Aufgüsse von *Ayahuasca* ausgeprägt beruhigende und einschläfernde Wirkungen. Somit überrascht es nicht, daß solche Pflanzen *Ayahuasca* zugegeben werden, die als stimulierend bekannte Inhaltsstoffe enthalten, "um Kraft beim Gebrauch von *Ayahuasca* zu geben" [Schultes & Raffauf 1990]. Am häufigsten wird als stimulierendes Additiv *Guayusa* genannt, die Blätter von *Ilex guayusa* [Shemluck 1979]. Die Stämme der Schuar-, Runa- and Quijos Quichua-Indianer aus Ecuador fügen dem *Ayahuasca* Blätter dieses traditionellen Stimulans hinzu [Furst 1976; Kohn 1992; Ott 1993; Russo 1992; Schultes 1972b; Schultes & Raffauf 1990]. Jesuiten-Missionare legten in der Kolonialzeit kommerzielle *Guayusa*-Plantagen an und es gibt einen Bericht aus dem 17. Jahrhundert, daß einem Trank, der neben *Ayahuasca* noch *Brugmansia*- und *Nicotiana*-Arten enthielt, *Guayusa* zugegeben wurde [Schultes 1979b]. *Guayusa* ist ein enger Verwandter des bekannten südamerikanischen Stimulans *Mate* (oder *Maté; Ilex paraguariensis,* wissenschaftlich auch als *I. paraguayensis* oder *I. paraguensis* bekannt) und des Nordamerikanischen Stimulans *Yaupon* (*Ilex vomitoria*). Wie auch *I. ambigua* enthalten diese Arten Koffein. In Blättern der Shuar-Rasse von *I. guayusa* wurden vor kurzem 7,6 % Koffein nachgewiesen, womit diese bei weitem die potenteste unter allen bekannten koffeinhaltigen Pflanzen ist [Bohinc *et al.* 1977; Lewis *et al.* 1991; Power & Chestnut 1919]. Von *Yaupon* wurde berichtet, daß es von den nordamerikanischen Cherokee-Indianern als "Halluzinogen" gebraucht wird, um "Ekstase hervorzurufen". Dabei verwenden diese, wie auch die Shuar, starke Aufgüsse von *Ilex*-Blättern um Erbrechen auszulösen und sich auf diese Weise zeremoniell zu reinigen [Hamel & Chiltoskey 1975; Lewis *et al.* 1991].

Gleichermaßen wurde kürzlich vom amazonischen Stimulans *Yoco* bzw. *Paullinia yoco,* einer koffeinhaltigen Verwandten der berühmten brasilianischen Koffein-Pflanze *Guaraná* (*Paullinia cupana* var. *sorbilis*) [Henmann 1982; Schultes 1942, 1986a; Schultes & Raffauf 1992] berichtet, daß sie von den kolumbianischen Siona Indianern als Zusatz zu *Ayahuasca* benutzt würde [Langdon 1986]. Dieses wichtige amazonische Stimulans ist unter den koffeinhaltigen Drogen einzigartig, da hier wegen des hohen Koffeingehalts aus der Rinde, und nicht aus den Blättern extrahiert wird [Schultes 1942, 1986a, 1987; Schultes & Raffauf 1992]. Aus dem gleichen Grund nehmen die perúanischen Campa- und die kolumbianischen Barasana-Indianer vermutlich *Ayahuasca* zusammen mit den kokainhaltigen Blättern von *Erythroxylum coca* var. *ipadú* ein [Holmstedt *et al.* 1987; Schultes 1981; Wilbert 1987]. Auch in diesen Fällen scheint das Wirkprinzip ein stimulierender Schub zu sein, um den einschläfernden Effekten von *Ayahuasca* entgegenzuwirken und um "Kraft im Umgang" mit der Droge zu geben. Wie ich in Kapitel drei näher beschreiben werde, empfand ich die Wirkungen von *Ayahuasca,* das von *Ayahuasqueros* der Quijos Quichua unter Zusatz von *Guayusa* zubereitet wurde, immer noch ziemlich einschläfernd und spürte keinerlei entheogene oder visionäre Effekte.

Entheogene: Die bei weitem interessanteste Kategorie von *Ayahuasca*-Additiven sind die visionären oder entheogenen Pflanzen, die in vier Untergruppen eingeteilt werden können:

1) *Nicotiana* [Nikotin]
2) *Brugmansia* [Tropanalkaloide]
3) *Brunfelsia* [Skopoletin]
4) *Chacruna/Chagropanga* [DMT], die entheogenen tryptaminhaltigen pflanzlichen Beimischungen

Wir werden diese vier Untergruppen hier kurz abhandeln und die letzte dann in den Kapiteln zwei und drei in aller Ausführlichkeit besprechen. All diese Pflanzen habe in *Ayahuasca* die gleiche pharmakologische Funktion – die entheogenen/visionären Eigenschaften des Trankes als Hilfsmittel schamanistischer Weissagung zu verbessern. Sämtliche Pflanzen in den ersten drei Untergruppen sind Angehörige der Familie der Solanaceae, während die Pflanzen in der tryptaminhaltigen Kategorie aus den Familien der Malpighiaceae und Rubiaceae stammen. Die Kultur-Tabakarten *Nicotiana tabacum* und *N. rustica* sind mit unter den häufigsten und weitverbreitetsten Pflanzen, die *Ayahuasca* beigemischt werden, anzutreffen. Obwohl diese wichtige Klasse von *Ayahuasca*-Additiven in der Literatur über die Tränke weitgehend übersehen wurde, besprach Johannes Wilbert kürzlich die allgemeine ethnobotanische Literatur über Tabak in Südamerika unter Einschluß seiner Bedeutung als *Ayahuasca*-Zusatz [Wilbert 1987]. Wilbert erwähnte die Verbindung von Tabak und *Ayahuasca* bei den Aguaruna-, Barasana-, Campa, Cocama-, Lamista-, Machigenga-, Omagua-, Piro-, Shipibo-, Shuar-, und Tecuana-Indianern, und über die gleiche Verwendung wurde auch von den Quijos Quichua- und Secoya-Indianern aus Ecuador berichtet [Ott 1993; Vickers & Plowman 1984]. Manchmal werden dem *Ayahuasca* Tabakaufgüsse hinzugefügt oder diese abwechselnd mit dem Trunk eingenommen. Manchmal begleitet Tabak *Ayahuasca* auch in Form von Schnupfpulvern oder Klistieren oder er wird geraucht [Wilbert 1987]. Tabak ist noch viel mehr als *Ayahuasca* die schamanistische Droge Amazoniens und ganz Amerikas. Wilbert bemerkte bezüglich der Záparo-Indianer, die Schamanen "nehmen *Ayahuasca* um besser zu sehen, glauben aber, daß ihre wahre Macht vom Tabak herrührt" [Wilbert 1987, 1991]. Tabak ist, wie auch *Ayahuasca*, einer der wichtigsten "Pflanzen-Lehrer" des angehenden Schamanen [Schultes & Raffauf 1992]. So muß zum Beispiel bei den Quijos Quichua der Schamanennovize zuerst eine Lehre mit Tabak absolvieren, bevor er zur nächsten Stufe, einer Lehre mit *Ayahuasca*, aufrückt [Alarcón 1990]. Die südamerikanischen Tabakarten, Quelle der potenten psychotropen Droge

Nikotin, können nicht nur die visionäre Kraft von *Ayahuasca*-Tränken steigern, sondern sie wurden auch als Inhaltsstoff von Pfeilgiften gebraucht [Bisset 1992].

Eine weitere wichtige Kategorie von Zusätzen zu *Ayahuasca*-Tränken mit visionärer Wirkung sind die entheogenen *Brugmansia* Arten, die in verschiedenen Indianersprachen als *Huanto, Maikoa, Misha*, etc. und im Spanischen als *Borrachero* oder *floripondio* bezeichnet werden. Die Sharanahua-, Shuar-, Ingano-, Quichua- and Siona-Indianer fügen ihren *Ayahuasca*-Tränken *Brugmansia-suaveolens*-Blätter hinzu. Blätter von *B. insignis* werden ebenfalls verwendet, zusammen mit den Blättern, Stämmen, Samen und der Asche von Blättern anderer *Brugmansia* Arten [Chango *et al.* 1984; Langdon 1986; Lockwood 1979; Schultes & Raffauf 1990, 1992; Vickers & Plowman 1984]. Alle Brugmansia-Arten sind bereits für sich selber potente Entheogene, die oft südlich von México [Lipp 1990, 1991], besonders in den Anden von Kolumbien bis Chile [Polia & Bianchi 1993; Schultes & Raffauf 1990,1992; Walton 1970], als wahrsagefördernde Drogen benutzt werden und ihre Hinzufügung zu *Ayahuasca* kann eigentlich nur eine deutlich verbesserte visionäre Kraft bewirken. Wir wissen noch nichts über die pharmakologischen Interaktionen der darin enthaltenen Tropan-Alkaloide, insbesondere Scopolamin oder Hyoscin und Hyoscyamin [Bristol *et al.* 1969; El Imam & Evans 1990; Evans *et al.* 1965; Rivera *et al.* 1989] mit den ß-Carbolinen aus *Ayahuasca.*

Die ebenfalls aus der Familie der Solanaceae stammende Art *Brunfelsia* ist eine weitere wichtige, wenn auch obskure *Ayahuasca*-Additive Pflanze. Mehrere Indianerstämme aus Kolumbien und Ecuador fügen Rinde, Blätter oder Wurzeln von *Brunfelsia grandiflora, B. grandiflora* subsp. *schultesii* oder Blätter von *B. chiricaspi* Ihrem *Ayahuasca* hinzu [Kohn 1992; Langdon 1986; Plowman 1977; Schultes & Raffauf 1990, 1992]. *Brunfelsia grandiflora* subsp. *schultesii*, bekannt als *Chiriguayusa* or *Chiric-sananho,* wird hauptsächlich in *Ayahuasca* benutzt, aber *Chiricaspi*, die *Brunfelsia*-Art mit dem gleichen Namen, wird manchmal von den Kofán-, Mai Huna-, Siona- und Ingano-Indianern für sich allein als Entheogen benutzt [Plowman 1977; Schultes & Raffauf 1990, 1992], und wird *Chiriguayusa* vorgezogen. Die Chemie dieser Gattung ist unklar; aber das offensichtlich psychoaktive Cumarin Scopoletin[10] wurde in diesen Arten gefunden, ebenso wie in der bekannten brasilianischen Ethnomedizin *Manacá*, der Wurzel von *Brunfelsia uniflora,* die ebefalls als schamanistisches Rauschmittel Verwendung findet [Mors & Ribeiro 1957; Plowman 1977; Schultes & Hoffmann 1980].

Von den vielen chemisch noch ungeklärten Pflanzen, die mit *Ayahuasca* vermischt werden, sollen hier ein paar als mögliche Entheogene aufgezählt werden. Die Sharanahua-

Indianer fügen ihrem *Ayahuasca* noch nicht identifizierte Arten von *Epiphyllum*- und *Opuntia*-Kakteen bei, wobei letztere "sehr starke Wirkungen" hervorrufen sollen [Rivier & Lindgren 1972; Schultes & Raffauf 1990]. Da von zahlreichen Opuntienarten bekannt ist, daß sie in Spuren Meskalin enthalten, das wirksame Entheogen der berühmten *Peyotl*-Kakteen aus México und den Vereinigten Staaten von Amerika [Anderson 1980; Ma *et al.* 1986; Ott 1993; Pardanani *et al.* 1978; Schultes & Hofmann 1980], könnte es sein, daß diese *Ayahuasca*-Additive das bekannte Entheogen enthalten.

Von *Alchornea castaneifolia* wird berichtet, es sei ein perúanisches Additiv [Luna 1984a, 1984b]. Die verwandte Art *A. floribunda* ist ein Zusatz zu afrikanischen entheogenen Pulvern, die auf *Eboka, Tabernanthe iboga* basieren [Schultes & Hofmann 1980], so daß diese beiden, den Euphorbien zugehörigen Arten als mögliche Entheogene angesehen werden müssen. Schließlich deutet noch der Gebrauch von *Virola surinamensis* als *Ayahuasca*-Additiv auf den Gehalt entheogener Tryptamine hin, da diese in 13 Arten dieser Gattung gefunden werden [Holmstedt *et al.* 1980; McKenna *et al.* 1984b]. In der Tat wird diese Art für die Herstellung von entheogenen "Pillen" durch die Bora-, Muiname-, und Witoto-Indianer des kolumbianischen Amazoniens verwendet [Schultes 1969b; Schultes & Raffauf 1990, 1992; Schultes & Swain 1976; Schultes *et al.* 1977], obwohl vorläufige Analysen der Rinde, der Blätter, der Samen und des Saftes von *V. surinamensis* hinsichtlich des Vorkommens von Tryptaminen negative Ergebnisse erbrachten [Holmstedt *et al.* 1980].

Dies bringt uns nun zur wichtigsten Kategorie der Pflanzen, die *Ayahuasca* zugegeben werden, nämlich zu denen, die kurzwirkende entheogene Tryptamine enthalten, insbesondere N,N-Dimethyltryptamin oder DMT und in zweiter Linie 5-Methoxy-N,N-dimethyltryptamin (5-MeO-DMT). Diese sind in traditionellen *Ayahuasca*-Additiven in Spuren enthalten, aber in einigen möglichen *Ayahuasca*-analogen Pflanzen in deutlich höherer Konzentration. Die meistgebrauchten sind *Chacruna* oder *Amirucapanga, Psychotria viridis* aus der Gattung der Rubiaceae (zu der auch der Kaffee gehört) und *Chagropanga, Chalipanga* oder *Oco-yagé, Diplopterys cabrerana* aus der gleichen Familie wie *Ayahuasca,* den Malpighhiaceae (früher in der Literatur als *Banisteriopsis rusbyana* beschrieben). In beiden Fällen sind es die Blätter der Pflanze, die dem *Ayahuasca* zugegeben werden, um die entheogene Wirkung zu "verstärken und zu verlängern" (wenn sie sie nicht sogar überhaupt erst hervorrufen) [Schultes & Hofmann 1980].

Im Jahr 1965 berichtete José Cuatrecasas davon, daß in der kolumbianischen Putumayo-Region ein Additiv zu *Ayahuasca* gesammelt worden war, das aus der Familie der

Malpighiaceae von *Banisteriopsis caapi* stammte und von den Kofán- und Inga-Indianern *Oco-yagé*, *Yagé-úco* oder *Chagropanga* genannt wurde, und das er *Banisteriopsis rusbyana* [Cuatrecasas 1965] nannte. Schultes hatte bereits zuvor den Gebrauch der Blätter dieser Liane als *Ayahuasca*-Zusatz durch kolumbianische Mocoa-Indianer dokumentiert [Schultes 1957], und es gab weitere solche Erwähnungen, die sich stets auf den Gebrauch der Blätter und junger Triebe der Pflanze bezogen [Harner 1973b; Reichel-Dolmatoff 1972, 1975]. Wie weiter oben bereits erwähnt, hat man heute die Pflanze einer anderen Gattung zugeordnet und der allgemein akzeptierte Name lautet nun *Diplopterys cabrerana* [Gates 1982, 1986].

In den Jahren 1965 bis 1968 berichteten drei verschiedene Gruppen über die Isolierung [Poisson 1965] oder die Entdeckung [Agurell *et al.* 1968; Der Marderosian *et al.* 1968] von DMT in den Blättern von *D. cabrerana.* Die Isolierung durch Jacques Poisson erfolgte aus Blättern von Pflanzen, die Claudine Friedberg bei den Shuar gesammelt hatte, als diese *Natema* zubereiteten. Weitere analytische Arbeiten wurden mit Blättern durchgeführt, die Homer V. Pinkley gesammelt hatte. Er hatte deren Gebrauch bei Kofán-Indianern beobachtet, die *Ayahuasca* zubereiteten. Die Tatsache, daß es die Blätter, und nicht die Rinde dieser Liane sind, die zur Bereitung des Tranks verwendet werden, sowie der Fakt, daß diese Blätter Tryptamine und nicht die charakteristischen β-Carboline enthalten, die gewöhnlich in *Banisteriopsis* gefunden werden, rechtfertigen die Einordnung dieser Pflanze in die Kategorie der Additive. Wie ich ausführlich in Kapitel drei darlegen werde, existiert eine Synergie zwischen den Tryptaminen, die für gewöhnlich oral inaktiv sind, und den β-Carbolinen, denen für sich alleine interessante Wirkungen fehlen.

Diplopterys cabrarena wächst, wie auch *Banisteriopsis caapi*, im Amazonas-Tiefland und die Pflanze wurde nur im südlichen Kolumbien und Venezuela, im östlichen Ecuador, im nördlichen Perú und im westlichen Brasilien gesammelt [Gates 1982]. *D. cabrerana* blüht, ähnlich wie auch *B. caapi*, selten, und wird normalerweise von den Schamanen zur Verwendung in *Ayahuasca* angebaut. Beide Pflanzen werden gewöhnlich durch Stecklinge vermehrt. Bei den Früchten von *B. caapi* handelt es sich um dreiflüglige Samaras, die offensichtlich an eine Verbreitung durch die Luft angepaßt sind. Die Früchte *von D. cabrerana* scheinen dagegen eher fürs Schwimmen und damit für eine Verbreitung durch Gewässer gemacht zu sein, was Gates [1982] zu der Schlußfolgerung veranlasste, daß diese Art natürlich an den Ufern von Flußläufen vorkommt (im Tukanoanischen bedeutet *Oco-yagé* "Wasser-*Yajé*"). Aufsammlungen aus Perú und Ecuador waren alle unfruchtbar, was darauf schließen läßt, daß es sich um angebaute Vorkommen handelte; die einzig keimfähigen Aufsammlungen stammten von Flußufern aus Brasilien, Venezuela und Kolumbien. Schultes berichtete, daß eine andere verwandte Art, *Diplopterys involuta* (von Gates aus dieser Gattung herausgenommen und stattdessen als *Mezia includens* klassifiziert) als *Ayahuasca negro* bekannt ist, was auf die Verwendung in Tränken schließen läßt, obwohl über eine solche bisher nichts berichtet wurde [Schultes 1983]. Unglücklicherweise ist die ethnobotanische Literatur ziemlich vage, was die Menge an *Diplopterys*-Blättern betrifft, die einer typischen Dosis *Ayahuasca* hinzugefügt werden.

Vergleichsweise mehr weiß man über die Ethnobotanik eines anderen Additivs zu *Ayahuasca*, die Blätter von *Psychotria viridis* aus der Familie der Rubiaceae, aus der auch der Kaffee stammt. Die Blätter dieses in Perú *Chacruna*, in Ecuador *Sami ruca* oder *Amirucapanga* genannten Strauches werden ebenfalls *Ayahuasca* zugesetzt, um dessen visionäre Kraft zu verstärken [Kensinger 1973; Kohn 1992; Miller 1993; Prance 1970; Prance & Prance 1970; Prance *et al.* 1977; Schultes 1969b; Weiss 1973]. Wie die Blätter von *Diplopterys cabrerana* enthalten auch die von *Psychotria viridis* DMT als wirksames Alkoloid [Der Marderosian *et al.* 1970; Rivier & Lindgren 1972]. Auch hier wollen wir zunächst mit der Diskussion der pharmakologischen Synergie zwischen DMT und den Alkaloiden von *Banisteriopsis* bis zum Kapitel drei warten; soviel sei aber gesagt, daß DMT der Schlüssel-Inhaltsstoff ist, der für die entheogenen Effekte von *Diplopterys*- oder *Psychotria*-Blätter enthaltenden *Ayahuasca*-Tränken verantwortlich ist – Informanten unter den perúanischen Indianern berichten, "man sieht nichts" ohne diese Inhaltsstoffe [Rivier & Lindgren 1972]. Ich würde dem zustimmen, allerdings in der leicht veränderten Fassung, daß man nichts *Interessantes* sieht, wenn man *Ayahuasca* ohne ein tryptaminreiches oder ohne eines der anderen potenten entheogenen Additive einnimmt.

Auch von *Psychotria carthaginensis* wurde berichtet, daß es als Zusatz zu *Ayahuasca* gebraucht würde, und vorläufige Studien entdeckten DMT in Blättern dieser Art [Rivier & Lindgren 1972]. Obwohl *Psychotria psychotriaefolia* in zahlreichen Berichten als *Ayahuasca*-Zusatz genannt wurde [Pinkley 1969; Schultes 1969a, 1969b], und sogar berichtet wurde, es enthielte DMT [Der Marderosian *et al.* 1970], zeigte Schultes, daß es sich hier um einen botanischen Irrtum handelte [Schultes 1986b] und daß das analysierte Material tatsächlich *P. viridis* war [Der Marderosian *et al.* 1970]. Von den perúanischen Sharanahua- und Cashinahua-Indianern werden darüber hinaus verschiedene noch nicht identifizierte Arten von *Psychotria* als *Ayahuasca*-Beimischung verwendet. Von den Sharanahua des Gebietes um den oberen Río Purús werden *Pishikawa* und *Ba*-

stikawa genannte *Psychotria*-Blätter dem *Ayahuasca* zugegeben [Rivier & Lindgren 1972], und von letzteren wurde behauptet, sie seien minderwertiger. Dies müßte der *Psychotria*-Blätter-Beimischung der Cashinahua, *Matsi kawa*, entsprechen, in der keine Alkaloide gefunden wurden, im Gegensatz zu anderen *Psychotria*blätter- Additiven zu *Nixi pae* (*Ayahuasca*) Tränken, *Nai kawa*, die nennenswerte Anteile von Alkaloiden enthielten [Der Marderosian *et al.* 1970]. Die Cashinahua, die *Nixi pae* zubereiteten, lebten am Río Curanja, im gleichen Gebiet des oberen Río Purús in Perú. Von *Nai Kawa* dachte man, es sei *P. alba, P. carthaginensis, P. horizontalis*, oder *P. marginata*. Es sind auf jeden Fall genauere taxonomische und ethnobotanische Studien nötig, um die Identität dieser *Psychotria*-Arten aufzuklären. Eine ganze Anzahl von Arten aus dieser Gattung werden überall am Amazonas ethnomedizinisch genutzt [Schultes & Raffauf 1990], und *P. insularum* und andere Arten werden in der polynesischen Ethnomedizin häufig verwendet [Cox 1991; Whistler 1992].

Psychotria viridis ist ein Strauch oder ein kleiner Baum mit glänzenden Blättern, der ein wenig wie ein Kaffeebaum aussieht. Die Pflanze findet sich im amazonischen Tiefland, gedeiht aber genauso weiter nördlich, in Zentralamerika, und kann auch in Cuba gefunden werden [Schultes & Hofmann 1980]. Obwohl der Strauch Kaffee-ähnliche Samen hervorbringt, sind diese nur schwer zum Keimen zu bringen; dies dauert oft bis zu sechs Monate. Die Pflanze kann auf einfache Weise durch Blattstecklinge vermehrt werden, die teilweise mit der Petiole in die Erde gesteckt werden – abgefallene Blätter bringen gelegentlich von selbst Tochterpflanzen hervor [Harrison 1993].

Dies war ein Gesamtüberblick über die Pflanzen, die dem *Ayahuasca* zugegeben werden; weitere Informationen können den in Tabelle I angegebenen Referenzen entnommen werden. Die Besprechung von McKenna *et al.* [1986] liefert weitere chemische und pharmakologische Einzelheiten, und in meinem *Pharmacotheon* findet sich eine Besprechung der Ethnomedizin der *Ayahuasca*-Additive [Ott 1993]. Ich sollte vielleicht noch erwähnen, daß von einigen Gruppen berichtet wird, daß sie verschiedene *Ayahuasca*-Beimengungen verwenden. So benutzen die Shuar vier verschiedene entheogene Additive zu ihrem *Natema* oder *Ayahuasca* – *Diplopterys cabrerana* [Harner 1973b], *Brunfelsia*-Arten [Schultes & Hofmann 1980]; *Nicotiana*-Arten und *Maikoa* oder *Brugmansia*-Arten [Schultes & Raffauf 1990]. Den Sharanahua aus Perú schrieb man den Gebrauch von mindestens neun Pflanzen als Beimischung zu, unter anderem die bekannten Entheogene *Brugmansia suaveolens* [Schultes & Raffauf 1990] und *Psychotria viridis*, ebenso die oben aufgeführten und noch nicht identifizierten *Psychotria*-Arten, sowie verschiedene Pflanzen, die aus chemisch/pharmakologischer Sicht unbekannt sind [Rivier

& Lindgren 1972]. Von sechs Pflanzen, die als Additive in Betracht kämen – *Brugmansia versicolor, Ocimum micranthum, Alternanther* sp., *Cyperus* sp., *Calathea* sp. und *Psychotria peoppigiana* – wird berichtet, daß sie im perúanischen Amazonien in Hausgärten kultiviert werden, möglicherweise als *Ayahuasca*-Beimischungen [Padoch & De Jong 1991].

Es gibt zwar einige Berichte über die Einnahme reinen *Ayahuascas*, das heißt, ohne irgendwelche anderen Zutaten als *Banisteriopsis*-Arten (z.B. Spruces Bericht von den Guahibo-Indianern, die einfach die getrockneten Stammstücke von *Banisteriopsis* kauen), aber wir haben keine Informationen über die daraus resultierenden Wirkungen. Von allen Fällen ist die am häufigsten geübte Praxis die, Tränke mit einem oder mehreren Additiven zu brauen. Wir haben auch kaum oder gar keine Informationen über die Wirkungen von Tabak und anderen Solanaceae, wenn sie *Ayahuasca* hinzugefügt werden, da den meisten Ethnographen der richtige Magen für "ekelerregende Getränke" wie *Ayahuasca* fehlt. Die bei weitem wichtigsten Additive sind die tryptaminhaltigen Blätter. Der pharmakognostische Zusammenhang, den wir noch untersuchen werden, wird zeigen, warum. Reines *Ayahuasca* ist eher ein Sedativ als ein Stimulant, und allgemein gesprochen sind Entheogene Stimulantien. *Passiflora*-Arten, die ethnomedizinisch gebraucht werden und auch β-Carbolin-Alkaloide vom *Ayahuasca*-Typ enthalten, werden als Sedative und Tranquilizer verwendet [Joyal 1987; Monardes 1990; Nicholson & Arzeni 1993; Oga *et al.* 1984; Speroni & Minghetti 1988]. Da wir uns hier für *Ayahuasca* als Entheogen interessieren, werden wir uns auf die häufigsten Additive konzentrieren, die tryptaminhaltigen *Psychotria*- und *Diplopterys*-Blätter, die die eigentlich stimulierenden und entheogenen Bestandteile des mit Blättern angereicherten *Ayahuasca*-Trankes sind. Wie wir noch sehen werden, ist dies Folge einer eindeutigen pharmakologischen Synergie zwischen den β-Carbolinen der *Banisteriopsis*-Arten und dem in den additiven Pflanzen *Psychotria* und *Diplopterys* enthaltenen DMT, die ich in mühevollen Selbstversuchen erhellen konnte. In der Tat funktionieren die β-Carboline hier nicht als spezifische psychotrope Komponenten, sondern als Enzymhemmer, die unseren Körper davon abhalten, das in den Blättern enthaltene DMT zu inaktivieren, welches normalerweise oral nicht aktiv ist. "Blitz und Donner" in *Ayahuasca*, die so sehr die Aufmerksamkeit auf dieses pan-amazonische *Ambrosia* gelenkt haben, sind ironischerweise ein Resultat von Alkaloiden, die nicht in den *Banisteriopsis*-Arten selber vorkommen, sondern aus Blättern extrahiert werden, die gemeinhin den Tränken in ganz Amazonien zugefügt werden!

Tabelle I
Ayahuasca-Additive Pflanzen *

ACANTHACEAE
Teliostachya lanceolata Nees var. *crispa* Nees[1] [Schultes 1972a]
AMARANTHACEAE
Alternanthera lehmannii Hieronymus[1] [García Barriga 1958; Schultes 1957]
Iresine sp. [Schultes & Hofmann 1979]
APOCYNACEAE
Himatanthus sucuuba (Spruce ex Mueller-Argoviensis) Woodson [Luna 1984b]
Malouetia tamaquarina (Aublet) DC. [Pinkley 1969; Schultes 1957,1960]
Mandevilla scabra Schumann [Luna & Amaringo 1991]
Tabernaemontana sp. [Luna 1984a,1984b; Pinkley 1969; Schultes 1972a]
AQUIFOLIACEAE
Ilex Guayusa Liesner[2] [Fürst 1976; Schultes 1972b; Schultes & Raffauf 1990]
ARACEAE
Montrichardia arborescens Schott [Luna 1984a]
BIGNONIACEAE
Mansoa alliaceae (Lamarck) A. Gentry[3] [Luna 1984b]
Tabebuia heteropoda (DC.) Sandwith [McKenna *et al.* 1986]
Tabebuia incana A. Gentry [Luna 1984a]
Tabebuia sp. [Luna 1984b]
Tynnanthus panurensis (Burman) Sandwith [Luna 1984b]
BOMBACACEAE
Cavanillesia hylogeiton Ulbrich [Luna & Amaringo 1991]
Cavanillesia umbellata Ruíz et Pavón [Luna & Amaringo 1991]
Ceiba pentandra (L.) Gaertner [Luna 1984b]
Chorisia insignis Humboldt, Bonpland et Kunth [Luna 1984b]
Chorisia speciosa [McKenna *et al.* 1986]
Quararibea "ishpingo" [Arévalo Valera 1986; Wassén 1979]
BORAGINACEAE
Tournefortia angustifolia Roemer et Schultes [Vickers & Plowman 1984]
CACTACEAE
Epiphyllum sp. [Pinkley 1969; Rivier & Lindgrem 1972]
Opuntia sp. [Rivier & Lindgren 1972]
CARYOCARACEAE
Anthodiscus pilosus Ducke [McKenna *et al.* 1986]

CELASTRACEAE

Maytenus ebenifolia Reiss[3] [Luna 1984a, 1984b]

CYCLANTHACEAE

Carludovica divergens Ducke [Luna 1984a]

CYPERACEAE

Cyperus digitatus Roxburgh [McKenna *et al.* 1986]

Cyperus prolixus Humboldt, Bonpland et Kunth [McKenna *et al.* 1986]

Cyperus sp. [Pinkley 1969; Rivier & Lindgren 1972]

DRYOPTERIDACEAE

Lomariopsis japurensis (Martius) J. Sm. [Pinkley 1969; Rivier & Lindgrem 1972]

ERYTHROXYLACEAE

Erythroxylum coca Lamarck var. *ipadú* Plowman[2] [Wilbert 1987]

EUPHORBIACEAE

Alchornea castaneifolia (Willdenow) Just.[3] [Luna 1984a,1984b]

Hura crepitans L. [Luna 1984a,1984b]

GNETACEAE

Gnetum nodiflorum Brongniart [Schultes & Raffauf 1990]

GUTTIFERAE

Clusia sp. [Rivier & Lindgrem 1972; Schultes & Raffauf 1990]

Tovomita sp. [Luna 1984b]

LABIATAE

Ocimum micranthum Willdenow [Pinkley 1969]

LECYTHIDACEAE

Couroupita guianensis Aublet [Luna 1984a,1984b]

LEGUMINOSAE

Bauhinia guianensis Aublet [Luna & Amaringo 1991]

Caesalpinia echinata Lamarck [Luna 1984a]

Calliandra augustifolia Spruce ex Bentham[4] [Luna 1984b]

Campsiandra laurifolia Bentham [Luna 1984a]

Cedrelinga castaniformis Ducke [Luna 1984b]

Erythrina glauca Willdenow [Luna 1984b]

Erythrina poeppigiana (Walpers) Cook [McKenna *et al.* 1986]

Pithecellobium laetum Bentham [Luna 1984b]

Sclerobium setiferum ducke [McKenna *et al.* 1986]

Vouacapoua americana Aublet [Luna 1984b]

LORANTHACEAE

Phrygilanthus eugenioides (L.) HBK [Pinkley 1969; Fivier & Lindgren 1972]

Phrygilanthus eugenioides (L.) HBK var. *robustus* Glaz. [McKenna *et al.* 1986]
Phtirusa pyrifolia (HBK) Eichler [Luna 1984a,1984b]
MALPIGHIACEAE
Diplopterys cabrerana (Cuatrecasas) Gates[1] [Agurell *et al.* 1968; Der Marderosian + 1968; Pinkley 1969; Poisson 1965; Schultes 1972a]
Diplopterys involuta (Turczaninow) Niedenzu = *Mezia includens* (Bentham) Cuatrecasas[3] [Schultes 1983]
Mascagnia psilophylla (Jussieu) Grisebach var. *antifebrilis* Niedenzu[1] = *Cabi paraensis* (Jussieu) Grisebach; *Callaeum antifebrile* (Grisebach) Johnson [Schultes 1957]
Stigmaphyllon fulgens (lamarck) Jussieu [Schultes & Raffauf 1990]
MARANTACEAE
Calathea veitchiana Veitch ex Hooker *fil.* [Schultes 1972a]
MENISPERMACEAE
Abuta grandifolia (Martius) Sandwith [Luna 1984b]
MORACEAE
Coussapoa tessmannii Mildbread [McKenna *et al.* 1986]
Ficus insipida Willdenow [Luna 1984b]
Ficus ruiziana Standley [McKenna *et al.* 1986]
Ficus sp. [Luna 1984b]
MYRISTICACEAE
Virola sp. [Luna 1984b]
Virola surinamensis (Roland) Warburg [Luna 1984a,1984b]
NYMPHIACEAE
Cabomba aquatica Aublet [McKenna *et al.* 1986]
PHYTOLACCACEAE
Petiveria alliacea L. [Luna 1984b]
PIPERACEAE
Piper sp. [Schultes & Raffauf 1990]
POLYGONACEAE
Triplaris surinamensis Chamisso [Luna 1984a,1984b]
Triplaris surinamensis Cham. var. *chamissoana* Meissner [McKenna *et al.* 1986]
PONTEDERIACEAE
Pontederia cordata L.[5] [Schultes 1972a]
RUBIACEAE
Calycophyllum spruceanum (Bentham) Hooker *fil.* ex Schumann [Luna 1984a]
Capirona decorticans Spruce [Luna 1984b]

RUBIACEAE

Guettarda ferox Standley [McKenna *et al.* 1986]

Psychotria carthaginensis Jacquin[1] [Luna 1984a; Pinkley 1969; Schultes 1972a]

Psychotria psychotriaefolia (Seemann) Standley [Pinkley 1969; Prance 1970]

Psychotria "batsikawa" [Der Marderosian *et al.* 1970; Rivier & Lindgren 1972]

Psychotria "nai kawa" [Der Marderosian *et al.* 1970]

Psychotria "pishikawa" [Rivier & Lindgren 1972]

Psychotria viridis Ruíz et Pavón[1] [Luna 1984a; Pinkley 1969; Prance 1970]

Rudgea retifolia Standley [Schultes 1985a; Schultes & Raffauf 1990]

Sabicea amazonensis Wernham [Hugh-Jones 1979; Schultes 1985a; Schultes & Raffauf 1990,1992]

Uncaria guianensis (Aublet) Gmelin [McKenna *et al.* 1986]

SAPINDACEAE

Paullinia yoco Schultes et Killip[2] [Langdon 1986]

SCHIZAECEAE

Lygodium venustum Swartz [Pinkley 1969; Rivier & Lindgrem 1972]

SCROPHULARIACEAE

Scoparia dulcis L. [Luna 1984b]

SOLANACEAE

Brugmansia insignis (Barbosa-Rodrígues) Lockwood ex Schultes[1] [Schultes & Raffauf 1990]

Brugmansia suaveolens (Humboldt et Bonpland ex Willdenow) Berchtold et Presl[1] [Dobkin de Ríos 1970b; Luna 1984a,1984b; Rivier & Lindgren 1972]

Brunfelsia chiricaspi Plowman[1] [Plowman 1977]

Brunfelsia grandiflora D. Don[1] [Plowman 1977; Schultes & Raffauf 1990]

Brunfelsia grandiflora D. Don subsp. *schultesii* Plowman[1,3] [Luna 1984b; Pinkley 1969; Plowman 1977; Schultes & Raffauf 1990]

Capsicum sp. [Rivier & Lindgren 1972; Schultes & Raffauf 1990]

Iochroma fuchsioides (HBK) Miers[1] [McKenna *et al.* 1986; Schultes 1977]

Juanulloa ochracea Cuatrecasas[5] [Schultes 1972a]

Nicotiana rustica L.[1] [Luna 1984b; Wilbert 1987]

Nicotiana tabacum L.[1] [Luna 1984b; Schultes 1972a; Wilbert 1987]

VERBENACEAE

Cournutia odorata (Poeppig et Endlicher) Poeppig [McKenna *et al.* 1984a]

Vitex Triflora Vahl [McKenna *et al.* 1986]

VIOLACEAE

Rinorea viridiflora Rusby[5] [Schultes & Raffauf 1990]

Anmerkungen zu Tabelle I

[1] Diese *Ayahuasca*-Additive sind bekannte entheogene Pflanzen. Viele davon werden zeitweise wegen ihrer entheogenen Wirkungen auch für sich alleine, ohne *Ayahuasca*, genutzt.

[2] Diese Begleiter von *Ayahuasca* sind bekannte Stimulatien und werden sowohl alleine als auch als *Ayahuasca*-Additive verwendet. Im letzteren Fall scheint es ihre Funktion zu sein, der stark einschläfernden Wirkung von *Ayahuasca* entgegenzuwirken, so daß weder der Schamane noch der Patient während der Sitzung einschlafen. Beide, sowohl *Ilex guayusa*, als auch *Paullinia yoco* sind als reiche Quellen des stimulierenden Koffeeins bekannt [Lewis *et al.* 1991; Schultes 1986a; Schultes & Raffauf 1990], und *Erythroxylum coca* var. *ipadú* ist eine bekannte Quelle des stimulierenden Kokains [Holmstedt *et al.* 1971, Plowman 1981].

[3] Von diesen vier Arten wurde kürzlich berichtet, sie seien alle unter den fünf wichtigsten antirheumatischen phytomedizinischen Pflanzen Amazoniens zu finden [Prance & Kallunki 1984]. Ihr Gebrauch in *Ayahuasca* könnte eine Beziehung zu dieser spezifischen therapeutischen Indikation haben.

[4] Ein *Ayahuasquero* der Shuar berichtete mir, daß die Rinde von *Calliandra* abwechselnd mit tryptamin-reichen Blättern als *Ayahuasca*-Additiv verwendet wird und identische Wirkungen hervorruft. Dies deutet darauf hin, daß *Calliandra*-Rinde DMT enthalten könnnte. Wurzelabkochungen von *C. angustifolia* werden von kolumbianischen Indianern im Gebiet des Río Pastaza als Stimulans verwendet [Schultes & Raffauf 1990].

[5] Von diesen Arten liegen keine Berichte über ihren Gebrauch als *Ayahuasca*-Zusätze vor; es wird aber angenommen, sie würden in dieser Weise gebraucht, weil sie teilweise unter dem Namen *Ayahuasca* oder *Chacruna* bekannt sind oder in anderer Hinsicht eine Beziehung zu dem berühmten Trank haben [Schultes 1972a, 1985a; Schultes & Raffauf 1990].

* Diese Tabelle listet Pflanzenarten auf, über die Berichte vorliegen, daß sie als Additive zu den entheogenen *Ayahuasca*-Tränken in Amazonien verwendet werden. In vielen Fällen heißt es, die Additive "verstärken und verlängern" die entheogenen Eigenschaften der Tränke [Schultes & Hofmann 1980]. In anderen Fällen handelt es sich bei den additiven Pflanzen um Stimulantien, deren Effekte den einschläfernden Wirkungen einfacher Extrakte von *Banisteriopsis caapi* entgegenwirken [Furst 1976; Schultes & Raffauf 1990]. Schließlich scheinen einige Additive therapeutische Bedeutung zu haben [Luna 1984a, 1984b; Luna & Amaringo 1991; McKenna *et al.* 1986; Prance & Kallunki 1984] und keine psychoaktiven Effekte hervorzuru-

fen. Viele der hier aufgeführten Pflanzen sind chemisch nicht erforscht und der Grund für Ihren Gebrauch in *Ayahuasca* ist zweifelhaft. Sicher wird sich bei einigen dieser unbekannten Pflanzen herausstellen, daß sie psychoaktiv sind. Die Chemie von 56 Pflanzenarten, die als *Ayahuasca*-Additive gebraucht werden, wurde vor kurzem von D.J. McKenna und Kollegen erörtert, die den amazonischen *Ayahuasca*-Komplex treffend als "traditionelle Pharmakopœia" charakterisiert haben [McKenna *et al.* 1986]. Es könnte sein, daß die Tabelle einige wenige Einträge doppelt enthält. Luna [1984a] berichtete, daß eine *Tabebuia*-Art ein *Ayahuasca*-Additiv sei, und berichtete zwei Jahre später, daß *Tabebuia heteropoda* ein Additiv zu *Ayahuasca* ist [McKenna *et al.* 1986]. Die *Cyperus*-Art, die vor zwei Dekaden als *Ayahuasca*-Additiv erwähnt wurde [Pinkley 1969; Rivier & Lindgren 1972] könnte entweder *C. prolixus* oder die später erwähnte Art *C. digitatus* sein (erstere wurde im Englischen, letztere im Spanischen von McKenna *et al.* 1986 erwähnt). Die *ficus*-Art, von der Luna [1984b] berichtet, könnte *F. ruizana* sein, die er zwei Jahre später erwähnte [McKenna *et al.* 1986]. Die Tabelle wurde mit kleinen Änderungen aus *Pharmacotheon* [Ott 1993] übernommen.

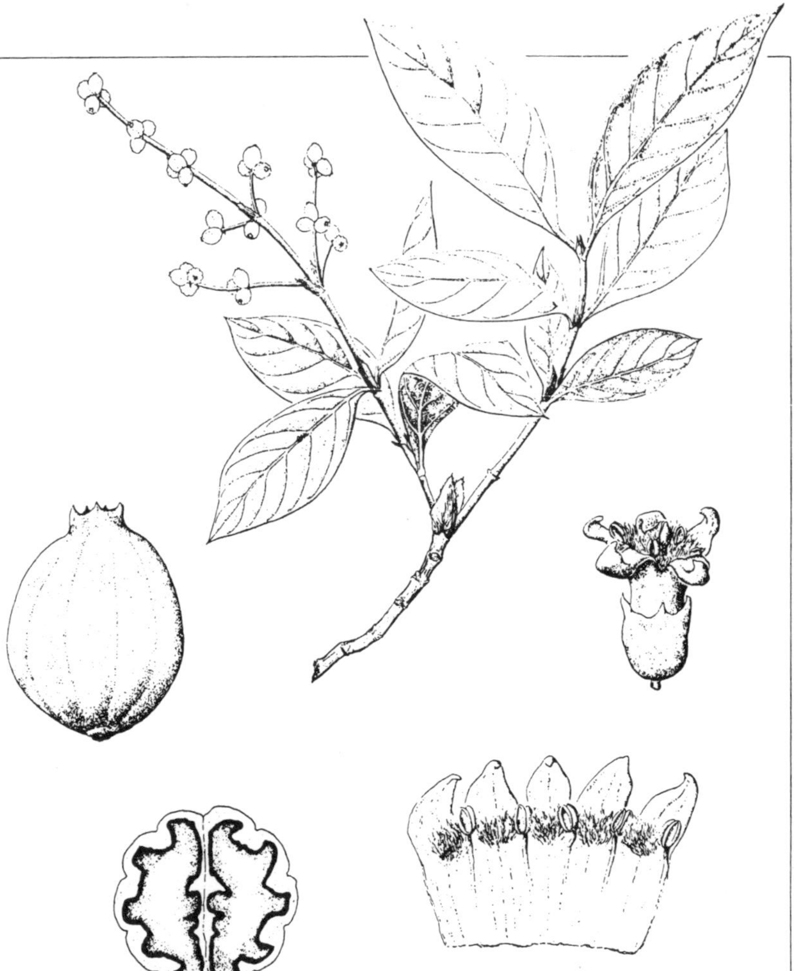

PSYCHOTRIA viridis R. & P.

Oben links: Frucht, 4-fach vergrößert
Mitte: Blühender Zweig, etwa 1/3 der Originalgröße
Rechts: Blüte, ca. 3-fach vergrößert.
Unten links: Querschnitt durch die Frucht in vierfacher Vergrößerung
Rechts: Zergliederte Corolla, dreifach vergrößert.

Kapitel Zwei

Pharmakognosie von Ayahuasca Pflanzen und Tränke

Die phytochemische Untersuchung von *Ayahuasca*-Lianen und -Tränken begann in der ersten Dekade des zwanzigsten Jahrhunderts. Im Jahre 1905 isolierte ein kolumbianischer Pharmazeut, Rafael Zerda Bayón, ein amorphes Präparat aus einem *Yajé* Trank, das er *Telepatina* oder Telepathin nannte [Zerda Bayón 1915]. Achtzehn Jahre mußten vergehen, ehe der ebenfalls kolumbianische Chemiker G. Fischer Cárdenas in seiner Doktorarbeit über die Isolierung kristallinen Materials aus Zerda Bayón's *Telepatina* berichtete. Diese erfolgte aus Pflanzenmaterial von *Yajé*, von der er, wie wir im vorangegangenen Kapitel sehen konnten, annahm, sie sei eine Art aus der Gattung *Aristolochia* [Fischer Cárdenas 1923]. Im folgenden Jahr berichteten H. Seil und E. Putt über die Ergebnisse einer "vorläufigen" Untersuchung von *Caapi,* rsp. von Pflanzenmaterial, das sie als *Banisteria caapi* bezeichneten – die Isolierung dreier unreiner Alkaloide [Seil & Putt 1924]. Ein Jahr später berichtete der kolumbianische Chemiker A.M. Barriga Villalba über die Isolierung von zwei Alkaloiden, *Yajéina* und *Yajénina* aus Pflanzenmaterial von *Yajé*, das er als *Prestonia [Haemadictyon] amazonica* identifizierte, welches auch in einer anderen, im gleichen Jahr in Bogotá veröffentlichten Doktorarbeit des kolumbianischen Chemikers L. Albarracín [Albarracín 1925; Barriga Villalba 1925a, 1925b] genannt wurde.

Nach diesen Pionierarbeiten in Kolumbien verlagerte sich die Szene nach Europa, und 1926 berichteten die Europäer E. Clinquart und M. Michiels ebenfalls über die Isolierung von *Yajéin* und *Yajénin* aus Pflanzenproben, die als *Prestonia amazonica* identifiziert worden waren [Clinquart 1926; Michiels & Clinquart 1926]. Im darauf folgenden Jahr klärte sich die Situation etwas, als E. Perrot und Raymond-Hamet darüber berichteten, daß *Télépathine* und *Yagéine*, die sie aus *Banisteria caapi* isoliert hatten [Perrot & Raymond-Hamet 1927a, 1927b], identisch sind. Im folgenden Jahr wurde sie dann aber wieder verworrener, als als der berühmte deutsche Chemiker Louis

Lewin seine Isolierung von *Banisterin* aus *Yajé*-Material aus *Banisteria caapi* publizierte, das er von der Firma Merck erhalten hatte [Lewin 1928, 1929]. K. Rumpf und O. Wolfes, beides Kollegen von Lewin bei Merck, und der Schweizer Chemiker F. Elger erhellten die Tatsachen um einiges, als sie schrieben, daß Zerda Bayóns und Fischer Cárdenas *Telepatina*, Barriga Villalbas und Albarracíns *Yajéina* und Lewins *Banisterin* alles Äquivalente des Harmins sind, eine Schlußfolgerung, die im Jahr darauf von drei anderen Gruppen unterstützt wurde [Brückl & Mussgnug 1929; Dalmer 1929; Elger 1928; Keller & Gottauf 1929; Wolfes & Rumpf 1928]. Als ob man nichts von diesen Fortschritten im fernen Europa mitbekommen hätte, belebte eine südamerikanische Dissertation aus Perú eine Dekade später die Bezeichnungen *Yajéin* und *Yajénin* für die Alkaloide, die aus *B. caapi* isoliert wurden, wieder [Arispe 1938]. Allerdings litten alle diese Studien unter einem Mangel an Belegexemplaren, so daß sie die botanischen Bezeichnungen, die mit diesen chemischen Arbeiten verbunden waren, nicht nachweisen konnten.

Endlich, im Jahr 1939, zeigten die Chemiker A.L. und K.K. Chen, daß Telepathin, Yajéin und Banisterin tatsächlich mit Harmin identisch sind. Sie arbeiteten dabei mit botanischem Material, das Llewellyn Williams in der Nähe von Iquitos, Perú gesammelt und definiv als *Banisteriopsis caapi* identifiziert hatte [Chen & Chen 1939; Williams 1931]. Diese Forscher konnten aus den Stämmen, Blättern und Wurzeln der bestätigten Probe von *B. caapi* Harmin isolieren. Elger hatte bereits überzeugend die Identität von Telepathin, Yajéin und Banisterin mit Harmin bewiesen, indem er kristallines Harmin, das aus *Banisteriopsis* isoliert worden war, mit synthetischem Harmin und mit Harmin, das er aus *Peganum harmala* isoliert hatte, verglich [Elger 1928]. Dieses wohlbekannte Alkaloid war von dem deutschen Chemiker J. Fritzsche in der Mitte des neunzehnten Jahrhunderts aus den Samen der Steppenraute, *Peganum harmala*, isoliert worden [Fritzsche 1847]. Die Struktur von Harmin war ebenfalls bekannt [Perkin & Robertson 1919a, 1919b], und das Alkaloid war erstmals 1927 synthetisiert worden [Manske *et al.* 1927; Späth & Lederer 1930a, 1930b]. Man fand, daß Harmin 7-Methoxy-l-methyl-β-carbolin ist, und daß es den β-Carbolin-Ring (ein trizyklischer Indol-Kern, technisch als pyrido[3,4-*b*] Indol bekannt), mit anderen, bereits von Harmel-Samen bekannten Alkaloiden teilt, wie zum Beispiel Harmalin [Göbel 1841], Harmalol [Fischer 1885; Göbel 1841], Harmol, Ruin, Dihydroruin und Leptaflorin oder Tetrahydroharmin (THH) [Allen & Holmstedt 1980]. Wie wir noch sehen werden, wurden einige davon später auch aus *Banisteriopsis*-Arten isoliert. Somit war 1929 bereits letztgültig gezeigt worden, daß das Hauptalkaloid der *Ayahuasca*-Pflanzen Harmin ist, eine Verbindung von bekannter Struktur, die schon zuvor synthetisiert worden war.

Die chemische Erforschung des *Ayahuasca*-Komplexes ging weiter, und der Name Yajéin wurde noch einmal in zwei Studien, die in den fünfziger Jahren erschienen [Costa 1956; Mors & Zaltzman 1954], mit der Droge in Verbindung gebracht. In einer dieser Studien wurde Yajéin oder Harmin auch aus den Stämmen und Blättern einer als *Cabi paraensis* bezeichneten Pflanze isoliert, von der Gates annimt, daß sie mit *Callaeum antifebrile* identisch ist (die auch unter den Synonymen *Banisteria antifebrile* und *Mascagnia psilophylla* var. *antifebrilis* bekannt ist und mit Sicherheit als Fiebermittel und vielleicht als Zutat von *Ayahuasca* verwendet wird) [Gates 1982, 1986; Mors & Zalzman 1954]. Die amerikanischen Forscher F.A. Hochstein und A.M. Paradies konnten, als sie botanisch nicht näher bezeichnetes Material von *Banisteriopsis* aus dem Bereich des Río Napo untersuchten, 0.30 % Harmin als Hauptalkaloid isolieren und fanden auch kleinere Mengen von Harmalin (zuvor schon von Harmel-Samen bekannt) und von *d*-Tetrahydroharmin in der getrockneten gemahlenen Liane [Hochstein & Paradies 1957]. Obwohl *d,l*- oder racemisches Tetrahydroharmin bereits von *Leptactinia densiflora* aus der Familie der Rubiaeceae [Paris *et al.* 1955, 1957] und aus der Synthese im Labor bekannt war, war dies das erste Mal, daß das *d*-Isomer in der Natur gefunden wurde (Racemisches Tetrahydroharmin ist eine Mischung zweier optischer oder Stereoisomere, die Spiegelbilder eines assymetrischen Moleküls sind, und sich dadurch unterscheiden, daß sie plan-polarisiertes Licht in entgegengesetzte Richtungen ablenken, *dextra*-(rechts) oder *leva*(links)-drehend, wenn man sie in einem Polarimeter genannten Gerät betrachtet. Eine 50:50-Mischung zweier Stereoisomere, Racemat genannt, ist optisch inaktiv, da sich der Effekt der "optischen Aktivität" gegenseitig aufhebt). Da die racemische Verbindung bereits Leptaflorin benannt worden war, wird das *d*-Tetrahydroharmin des *Ayahuascas* korrekt als *d*-Leptaflorin bezeichnet und seine absolute Anordnung wurde als (+)-1,2,3,4-Tetrahydroharmin bestimmt [Kobilcová & Trojánek 1966]. Hochstein und Paradies fanden Harmin, Harmalin und *d*-Leptaflorin (auch THH genannt) ebenfalls in einem wäßrigen Extrakt von *B. caapi* "so wie er von den Eingeborenen verwendet wird", und waren in der Lage, daraus Harmin zu isolieren. Sie vermuteten scharfsinnig, daß Harmalin und *d*-Leptoflorin "für sich alleine beträchtliche psychotomimetische [sic] Aktivität" haben könnten [Hochstein & Paradies 1957].

Im Jahr 1968 studierte eine weitere amerikanische Gruppe Material aus der kolumbianischen Putumayo- Region, das botanisch eindeutig als Wurzeln und Wurzelstöcke von *Banisteriopsis caapi* bestimmt und von Richard Evans Schultes gesammelt worden war. Diese Gruppe fand sowohl Harmin als auch Harmalin in diesem Rohstoff. Sie wies auch beide Substanzen in von Schultes gesammeltem Material aus den Stengeln von *B. inebriens* [sic] nach, einer Art, die heute als Synoym zu *B. caapi* betrachtet wird

[Der Marderosian *et al.* 1968; Gates 1982]. Im folgenden Jahr führten Schultes und seine Kollegen chemische Untersuchungen an Stengel-Material durch, das aus Richard Spruces originaler Sammlung von *Banisteriopsis caapi* stammte, welches der große Pionier mit seinen Belegexemplaren 1853 nach Kew Gardens gesandt hatte. Trotz verschiedener Mißgeschicke, die dem Material unterwegs zustießen, kam es an und wurde in England konserviert. Schultes konnte sich mit Erfolg fünf Stück des Materials im Gewicht von 26,7 Gramm sichern. Die schwedischen Chemiker Bo Holmstedt und Jan-Erik Lindgren am Karolinska-Institut in Stockholm beendeten schließlich, was Spruce bereits vor 115 Jahren begonnen hatte! Unter Verwendung der als GC/MS (Gaschromatographie / Massenspektrometrie) bekannten Methode analysierten sie 11,5 Gramm aus Spruces Sammlung und fanden heraus, daß das Material 0,40 % Alkaloide, ausschließlich Harmin, enthielt [Schultes *et al.* 1969]. Sie analysierten ebenfalls eine frische Sammlung von *B. caapi* und fanden, daß diese 0,50 % Alkaloide beinhaltete, hauptsächlich Harmin, mit kleineren Anteilen an Harmalin und *d*-Leptaflorin (THH), plus "zwei untergeordnete Komponenten." Somit enthielt Spruces 115 Jahre alte Mustersammlung, die den Unbilden einer Schiffsreise vom oberen Amazonas nach England ausgesetzt war, vergleichbare Alkaloidmengen wie frisches Material! Wie wir später sehen werden, ist es wahrscheinlich, daß die Proben ursprünglich das unstabile Harmalin und *d*-Leptaflorin enthalten haben, diese aber mit den Jahren zum stabileren Harmin abgebaut wurden. Im Jahr 1965 zeigte eine einzelne Probe eines *Banisteriopsis* Stammstückes, das bei der Zubereitung von *Natem[a]* durch die Shuar-Indianer verwendet wurde, einen Gehalt von 0,21% Harmin und "eine minimale Menge eines anderen Alkaloids" [Poisson 1965]. Dieses damals als *B. inebrians* bezeichnete Material würde heute als *B. caapi* klassifiziert werden [Gates 1982].

Noch eine andere amerikanische Gruppe berichtete 1970 über die Analyse eines *Nixi pae (Ayahuasca)*-Tranks der Cashinahua, der im August 1966 am Río Curanja im amazonischen Perú zubereitet worden war (siehe auch die Kommentare zur Zubereitung dieses Trankes auf den Seiten 22 und 32) und Stammstücke von *Banisteriopsis caapi* und *Psychotria*-Blätter enthielt. Obwohl der Trank vor der Analyse "mindestens zwei Jahre lang bei Raumtemperatur gelagert" worden war, fand man zwar niedrige, aber nachweisbare Mengen sowohl von Harmin als auch von Harmalin. Als Folge einer offensichtlichen Verwechslung von Harmin und Harmalin in der Bewertung (obwohl gesagt wurde, der Trank enthielte "viel Harmalin und ein wenig Harmin", waren die Autoren in der Lage, kristallines Harmin aus dem Trank zu isolieren, was darauf hindeutet, daß Harmin das Hauptalkaloid war; dies, obwohl über Konzentrationen von 0,011 % Harmalin und 0,007 % Harmin berichtet wurde; also ungefähr 50 % mehr Harmalin als Harmin) ist es schwierig, quantitative Schlußfolgerungen zu ziehen[11] – die Autoren machten die ungenaue Angabe, daß eine typische Dosis von 240 ml etwa "0,02 g Harmin oder Harmalin" plus 30 mg DMT enthielt [Der Marderosian *et al.* 1970]. Wir werden bei der Besprechung der tryptaminhaltigen Blätter, die als Additive zu *Ayahuasca* verwendet werden, noch auf diesen Aufsatz zurückkommen.

Zwei Jahre später publizierten der schweizer Chemiker Laurent Rivier und der schwedische Chemiker Jan-Erik Lindgren die Ergebnisse der zu diesem Zeitpunkt am vollständigsten durchgeführten analytischen Untersuchung von *Ayahuasca*-Pflanzen und Tränken [Rivier & Lindgren 1972]. Die Forscher arbeiteten hauptsächlich mit Material, das von den Sharanahua- und Culina-Indianern vom oberen Río Purús im amazonischen Perú (die Nachbarn der Cashinahua, die von der Gruppe Der Marderosians studiert worden war) in *Ayahuasca*-Tränken benutzt wurde. Sie führten 30 getrennte Analysen von 16 verschiedenen *Banisteriopsis*-Proben durch[12], wobei sie wieder GC/MS verwendeten. Der gesamte Alkaloid-Gehalt in getrockneten Stammabschnitten betrug 0,05-0,83 % (15 Proben), in den Zweigen 0,14-0,37 % (4 Proben), in Blättern 0,25-1,90 % (5 Proben), in Wurzeln 0,61-1,91 % (5 Proben), und eine einzelne Samenprobe enthielt 0,91 % Alkaloide. Alle Proben bis auf zwei enthielten Harmin als Hauptalkaloid, das zwischen 40 % und 98 % des Alkaloidanteils ausmachte. In den beiden Ausnahmefällen wurden einmal in Stammstücken, die von perúanischen Piro-Indianern stammten, 42 % Harmin von 47 % *d*-Leptaflorin übertroffen, im anderen Fall übertrafen in Wurzeln von *B. caapi* vom Río Purús 44 % *d*-Leptaflorin die 40 % Harmin, während im Stamm, in den Zweigen und Blättern der gleichen Pflanze 77-94% des gesamten Alkaloidgehalts als Harmin vorlag. Mit Ausnahme dieser zwei Fälle enthielten alle Proben als zweitwichtigstes Alkaloid *d*-Leptaflorin bei einem Gehalt von 1-47% in der Alkaloidfraktion, und Harmalin war das Alkaloid, das in Blättern in der dritthöchsten Konzentration von Spuren bis hin zu 17 % der Alkaloid-Fraktion vorkam. Darüberhinaus wurde noch Harmol gefunden (in acht der Proben, etwa 3%) und 6-Methoxytryptamin (in vier Proben, die, bis auf eine mit 1 %, nur Spuren enthielten). Rivier und Lindgren analysierten auch neun *Ayahuasca*-Tränke, von denen sie einige selber einnahmen. Alle, außer zwei von den Tränken (von denen einer mehr DMT als sonstige Alkaloide enthielt, und einer *d*-Leptaflorin als Hauptalkaloid beinhaltete) enthielten Harmin als Hauptalkaloid (22-62 % der Alkaloid-Fraktion) und DMT als zweitwichtigstes Alkaloid (20-41 %, jedoch enthielten drei Proben überhaupt kein DMT). Das zweitwichtigste β-Carbolin, das in allen Proben in einer Konzentration von 6-40 % gefunden wurde, war *d*-Leptaflorin, welches das Harmalin somit übertraf, das seinerseits in allen bis auf eine Probe von Spuren bis zu 4 % in der Alkaloid-Fraktion nachgewiesen werden konnte. Rivier & Lindgren schlossen daraus, daß eine typische, 200 ml umfassende Dosis *Ayahuasca* vom Río Purús 65 mg Alkaloide enthält: 25 mg DMT plus 40 mg β-Carboline, die sich im Verhältnis drei zu eins aus Harmin und *d*-Leptaflorin zusammensetzen und zusätzlich noch nicht signifikante Spuren von Harmalin enthalten [Rivier & Lindgren 1972].

Eine weitere wichtige Studie von *Ayahuasca*-Pflanzen und -Tränken wurde über eine Dekade später von Dennis J. McKennas Gruppe durchgeführt. Diese Gruppe untersuchte sechs *Banisteriopsis*-Proben, die hauptsächlich aus Iquitos und Tarapoto in Perú stammten. Sie bestimmten einen Gesamtalkaloid-Gehalt von 0,17 bis 1,36 %, wobei sie in allen außer einem Fall Harmin als Hauptalkaloid fanden (das zu 0,057-0,64 % in den getrockneten Stämmen vorhanden war). Die eine Ausnahme enthielt ein wenig mehr Harmalin, das in drei der anderen fünf Proben als zweitwichtigstes Alkaloid nachgewiesen wurde (bei einem Gehalt von 0,05-0,38 %). *D*-Leptaflorin war das drittwichtigste Alkaloid (Gehalt von 0,025-0,38 %). Kleine Mengen an Harmol wurden in allen, und Harmalol in zwei Proben gefunden. Die Gruppe analysierte ebenfalls neun *Ayahuasca*- Proben aus den gleichen Gegenden (sowie aus dem Gebiet von Pucallpa) quantitativ, fünf davon unverdünnt, wobei sie Hochdruckflüssigkeitschromatographie (High-Pressure Liquid Chromatography = HPLC) verwendeten. Im Durchschnitt der fünf Proben fand McKenna einen Alkaloidgehalt von 0,73 %, wobei 65 % davon Harmin, 22 % *d*-Leptaflorin, 6 % Harmalin und 8 % DMT waren. Die Forscher berichteten auch, eine typische Dosis wäre in der Gegend um Pucallpa etwa 60 ml (von 55-60 ml), die durchschnittlich 437 mg Alkaloide enthält, davon 280 mg Harmin, 96 mg *d*-Leptaflorin, 25 mg Harmalin und 36 mg DMT [McKenna *et al.* 1984a][13].

Die aktuellste quantitative Analyse von *Ayahuasca*-Tränken betraf eine Probe von *Santo Daime* (siehe Kapitel vier) des brasilianischen christlichen *Ayahuasca*-Kultes. Die europäische Gruppe, die keine Analyse der verwendeten Pflanzen (*Banisteriopsis caapi* und *Psychotria viridis*) vorlegte, führte eine GC/MS-Analyse einer 50 ml-Dosis des Trankes durch und fand dabei einen Alkaloidgehalt von 170,5 mg. Davon waren 44 % (74,5 mg) Harmin, 41 % (69,5 mg) *d*-Leptaflorin und 15 % (26,5 mg) DMT. Harmalin wurde nur in Spuren gefunden [Liwszyc *et al.* 1992]. Wir werden auf die vorstehenden Berichte bei der weiteren Besprechung der Pharmakologie von *Ayahuasca* noch zurückkommen. Spuren sechs weiterer β-Carboline, die auch Artefakte der chemischen Behandlung sein könnten [McKenna 1992], wurden in *Banisteriopsis caapi* gefunden [Hashimoto & Kawanishi 1975, 1976], darüber hinaus noch die Pyrolidin-Alkaloide Shihunin und Dihydroshinuhin [Kawanishi *et al.* 1982].

Somit verfügen wir über quantitative Daten fünf getrennter Studien mit insgesamt 25 Proben von Stammabschnitten von *Banisteriopsis caapi* (diese werden normalerweise für die Herstellung von Tränken verwendet). Der Bereich der totalen Alkaloid-Konzentration im Trockenmaterial reicht von 0,05 bis 1,36 %, in der Hauptsache Harmin, sekundär *d*-Leptaflorin, tertiär Harmalin. Einen ähnlichen Alkaloidgehalt fand man in den Zweigen und Samen, einen etwas höheren Gehalt in den Wurzeln (0,61-1,95 %) und den Blättern (0,25-1,90 %). Diese Daten (nur aus den Analysen der Stämme) sind in Tabelle II-A zusammengefasst.

TABELLE II-A

Veröffentlichte Analysen von Ayahuasca-Pflanzen (getrocknete Stämme)

	Bereich der Alkaloidkonzentration	Durchschnitt
Hochstein & Paradies 1957 (1 Probe)	-	0,30 %
Poisson 1965 (1 Probe)	-	0,21 %
Schultes *et al.* 1969 (2 Proben)	0,40-0,50 %	0,45 %
Rivier & Lindgren 1972 (15 Proben)	0,05-0,83 %	0,35 %
McKenna *et al.* 1984a (6 Proben)	0,17-1,36 %	0,78 %
Gesamt-Durchschnitt (alle 25 Proben)	0,05-1,36 %	0,45 %

Nur einige wenige weitere *Banisteriopsis*-Arten außer *caapi* wurden chemisch untersucht. Über *Banisteriopsis muricata*, von dem es heißt, er würde unter den Namen *Mii* und *Sacha Ayahuasca* von den Waorani- und Witoto-Indianern gebraucht [Davis & Yost 1983], wurde (unter der Bezeichnung *Banistereopsis [sic] argentea)* berichtet, es enthielte in den Blättern und im Stamm fünf β-Carboline, darunter Harmin und *d*-Leptaflorin. Interessanterweise wurde auch angegeben, DMT käme in dieser Art vor, allerdings waren hier die totalen Alkaloid-Konzentrationen mit 0,02 % ziemlich niedrig. Harmin war das Hauptalkaloid (0,006 %), gefolgt von *d*-Leptaflorin (0,005 %), 5-Methoxy-tetrahydroharman (0,004 %), N-Methyl-tetrahydroharman (0,002 %) und schließlich Harmalin (0,001 %). DMT war in der recht niedrigen Konzentration von 0,003 % vorhanden und wurde von DMT-N-oxid (0,001 %) begleitet [Ghosal 1972; Ghosal & Mazumder 1971; Ghosal *et al.* 1971c]. Von *Banisteria lutea* wurde berichtet, es enthielte Harmin [Allen & Holmstedt 1980], aber von dessen Synonym *B. nitrosiodora* hieß es, es enthielte "praktisch keine Alkaloide" [Deulofeu 1967]. Harmin fand man auch im oben erwähnten *Callaeum antifebrile* (hier als *Cabi paraensis*) [De Siqueira-Jaccoud 1959; Mors & Zaltzman 1954]. Wir haben keine chemischen Informationen über die unbedeutenderen Arten der *Ayahuasca*-Lianen, wenngleich berichtet wurde, *Banisteria chrysophylla* (=*Heteropterys chrysophylla*, nach Gates) enthielte Alkaloide [Gates 1982, Webb 1949]. Es gibt auch einen Aufsatz über Harmin im Stamm von *Banisteria inebrians* [O'Connell & Lynn 1953], das heutzutage als *B. caapi* klassifiziert würde [Gates 1982].

Lassen Sie uns nun die Studien zun den *Diplopterys*- und *Psychotria*-Blättern betrachten, die *Ayahuasca*-Tränken beigemischt werden. Im Jahre 1965 isolierte der französische Forscher Jacques Poisson 0,64 % DMT aus einer kleinen Probe getrockneter Blätter [Poisson 1965] von *Diplopterys cabrerana* (hier als *Banisteriopsis rusbyana* bezeichnet), die von Claudine Friedberg gesammelt worden war. Diese stammte von Pflanzen, die die Shuar-("Jivaro")Indianer bei der Zubereitung von *Natema*[*a*] oder *Ayahuasca* benutzten. Hochstein und Paradies [1957] hatten zwar über ihre Isolierung von DMT aus "einem wäßrigen Blätterextrakt", der in der Nähe von Iquitos in Perú für *Ayahuasca* benutzt worden war (und von ihnen *Yage* oder *Prestonia amazonica* genannt wurde) berichtet, jedoch war dies die erste Isolierung von DMT aus identifizierbaren Blättern, die zur Zubereitung eines wirklichen *Ayahuasca*-Trankes benutzt worden waren. Im Jahr 1968 berichteten zwei Gruppen über ihre Entdeckung von DMT in Blättern von *Diplopterys cabrerana*, hier wieder als *B. rusbyana* bezeichnet. In beiden Fällen war das Blattmaterial von Homer V. Pinkley gesammelt worden, der dessen Gebrauch bei der Zubereitung von *Ayahuasca* durch die ecuadorianische Kofán-Indianer im Jahr 1966 beobachtet hatte [Pinkley 1969]. In der ersten Studie zeigte die chromatographische Analyse das Vorhandensein von DMT in den Blättern, und gaschromatographische Mengenbestimmungen (8 Läufe) zeigten eine ungefähre Konzentration von 1,46% DMT in den getrockneten Blättern [Der Marderosian *et al.* 1968]. Eine zweite gaschromatographische Studie des Materials, über die in der gleichen Ausgabe des gleichen Journals berichtet wurde, fand 0,46% DMT in den getrockneten Blättern, darüber hinaus Spuren von N-Methyltryptamin (MMT), 5-Methoxy-N,N-dimethyltryptamin (oder 5-MeO-DMT), 5-Hydroxy-N,N-dimethyltryptamin (5-OH-DMT oder Bufotenin) und N-Methyl-tetrahydro-β-carbolin [Agurell *et al.* 1968]. Eine neuere Untersuchung von *D. cabrerana*-Blättern, die in Perú als *Ayahuasca*-Beimischung gebraucht wurden, fand 0,17 % DMT plus "extrem geringe Spuren" von 5-OH-DMT oder Bufotenin [McKenna *et al.* 1984a]. Faßt man die Ergebnisse der vier getrennten Studien zusammen, wurden 0,17-1,75 % DMT in den Blättern von *Diplopterys cabrerana* gefunden.

Eine Studie von 1970, die Pflanzeninhaltsstoffe in dem *Nixi Pae*-Trank der Cashinahua aus dem Gebiet des oberen Río Purús in Perú untersuchte, zeigte das Vorhandensein von DMT in Blättern von *Psychotria psychotriaefolia*, die später korrekt als *P. viridis* identifiziert wurde. Diese Probe war zu Vergleichszwecken untersucht worden – das *Nixi Pae*, das für diese Untersuchung zubereitet worden war, bestand aus zwei weiteren *Psychotria*-Arten, *Nai Kawa* und *Matsi Kawa* genannt. In letzterer fand man überhaupt keine Alkaloide, während Blätter und Stämme der erstgenannten Art (bei der vermutet worden war, sie sei entweder *P. alba, P. carthaginensis, P. horizontalis* oder *P. marginata*) 0,16 bis 0,22 % DMT enthielten, dazu kleinere Mengen von Dehydro-DMT, von dem vermutet wurde, es sei ein Artefakt der Analyse [Der Marderosian *et al.* 1970]. Rivier und Lindgren analysierten zwei Proben von *P. viridis* und fanden, daß eine davon 0,34% Alkaloide in den getrockneten Blättern enthielt, die zu 99% aus DMT und Spuren von MMT und 2-Methyl-tetrahydro-β-carbolin (MTHC) bestand. Die zweite enthielt nur 0,11% Alkaloide, kein DMT und 85 % MMT plus 12% MTHC. Eine Probe von *P.carthaginensis* enthielt 0,66% Alkaloide in den getrockneten Blättern, davon 99% DMT und Spuren zweier anderer Vebindungen. *Psychotria bacteriophylla, P. emetica, P.undulata* und eine weitere, nicht identifizierte *Psychotria*-Art waren alle frei von Alkaloiden [Rivier & Lindgren 1972]. Eine neuere Analyse dreier Proben von *P. viridis*, in Perú als *Ayahuasca*-Beimischung gebraucht, fand 0,10-0,16% DMT in allen Proben. Weitere Alkaloide waren nicht nachweisbar, mit Ausnahme von Spuren von MTHC in einer Probe. Eine einzelne Probe von *P. carthaginensis* war bar aller Alkaloide [McKenna *et al.* 1984a]. Somit fanden drei getrennte Studien 0-0,66 % DMT in *Psychotria*-Blättern, die als *Ayahuasca*-Additive verwendet wurden. Diese Daten aus der quantitativen Analyse von DMT in den Blätter-Beimischungen zu *Ayahuasca* sind in Tabelle II-B sowohl für *D. cabrarena* als auch für verschiedene *Psychotria*-Arten zusammengefasst.

TABELLE II-B
Berichtete Analysen von Blätter-Beimischungen zu Ayahuasca

	DMT-Gehalt	Durchschnitt
Diplopterys cabrarena		
Poisson 1965 (1 Probe)	-	0,64 %
Der Marderosian *et al.* 1968 (1 Probe)	1,33-1,75 %	1,46 %
Agurell *et al.* 1968 (1 Probe)	-	0,46 %
McKenna *et al.* 1984a (1 Probe)	-	0,17 %
Gesamt-Durchschnitt (alle 4 Proben)	0,17-1,75 %	0,68 %

Psychotria-Arten (*P. viridis, P. carthaginensis, Nai Kawa*)		
Der Marderosian *et al.* 1970 (4 Proben)	0,16-0,22 %	0,19 %
Rivier & Lindgren 1972 (3 Proben)	0,00-0,66 %	0,33 %
McKenna *et al.* 1984a (4 Proben)	0,00-0,16 %	0,10 %
Gesamt-Durchschnitt (alle 11 Proben)	0,00-0,66 %	0,20 %

Die beschränkten quantitativen Daten, die wir aus vier verschiedenen Analysen von 16 Proben Perúanischer und brasilianischer *Ayahuasca*-Tränke haben, sind in Tabelle II-C zusammengefasst. Die umfassendste der Analysen untersuchte neun Tränke, die von den Sharanahua- und Culina-Indianern des oberen Río Purús zubereitet worden waren. Dabei fand man einen durchschnittlichen Gehalt von 40 mg β-Carbolinen und 25 mg DMT *per* typischer Dosis von 200 ml [Rivier & Lindgren 1972]. Die Analyse eines einzelnen Tranks, der von benachbarten Cashinahua-Indianern zubereitet worden war, erbrachte ähnliche Mengen von DMT per typischer 240 ml Dosis, 30 mg, aber es wurden nur 20 mg β-Carboline per Dosis gefunden [Der Marderosian *et al.* 1970]. Wir müssen hier allerdings beachten, daß diese Probe vor der Untersuchung mindestens zwei Jahre lang ungekühlt aufbewahrt worden war. Somit hatten sich ganz unzweifelhaft bereits einige der β-Carboline zersetzt. Im Durchschnitt der fünf Proben *Ayahuasca* aus dem Gebiet von Iquitos und Tarapoto in Perú, die McKennas Gruppe untersucht hatte, enthielt eine typische Dosis von 60 ml 401 mg β-Carboline und 36 mg DMT und die einzelne Analyse von *Santo Daime* aus Brasilien fand, daß in einer 50 ml Dosis 144 mg β-Carboline und 26,5 mg DMT enthalten waren [Liwszyc *et al.* 1992; McKenna *et al.* 1984a]. Der Gesamtdurchschnitt aller 16 analysierten Proben beträgt 158 mg β-Carboline und 29 mg DMT *per* Dosis.

TABELLE II-C

Berichtete Analysen von Ayahuasca-Tränken (Durchschnitt per Dosis)

	β-Carboline	DMT
Der Marderosian *et al.* 1970 (1 Probe)	20 mg	30 mg
Rivier & Lindgren 1972 (9 Proben)	40 mg	25 mg
McKenna *et al.* 1984a (5 Proben)	401 mg	36 mg
Liwszyc *et al.* 1992 (1 Probe, *Santo Daime*)	144 mg	26 mg
Gesamt-Durchschnitt (alle 16 Proben)	158 mg	29 mg

Alle diese Proben waren mit Beimischungen von *Psychotria*-Blättern zubereitet worden und der Gehalt von DMT per Dosis ist ziemlich konsistent (25, 26, 30, 36 mg). Wie aber kann man die große Variationsbreite des β-Carbolingehaltes von 40 mg (wenn wir die gealterte und somit unzuverlässige Probe aus dem Cashinahua-Trank einmal beiseite lassen) bis zu 401 mg per Dosis erklären, immerhin eine riesige Differenz ? Dabei dürfen wir nicht vergessen, daß im Gebiet des Río Purús, wo die niedrigeren Werte auftreten, das *Ayahuasca* nur etwa eine Stunde lang erhitzt wird, während im Gebiet von Pucallpa eine Kochzeit von 10-15 Stunden typisch ist, wobei der Sud vor der Einnahme konzentriert wird. Im Bereich des Río Purús sind Dosen von 200-240 ml typisch, während in der Nähe von Iquitos sich Dosen des konzentrierten Tranks im Bereich von 55-60 ml bewegten, und eine Dosis "nur selten 75 ml übersteigt" [McKenna *et al.* 1984a]. Die Unterschiede in der Kochzeit können die Unterschiede weitgehend erklären und wir sollten uns auch noch einmal ins Gedächtnis rufen, daß die Indianer an verschiedene "Arten" von *Banisteriopsis caapi* glauben, die chemische Rassen zu repräsentieren scheinen [Schultes 1986a]. In der Tat enthielten die zwei *Ayahuasca*-Clones, die aus dem Iquitos- (0,57% Alkaloide) und Tarapotogebiet (0,83%) in Perú stammten und von Rivier und Lindgren analysiert worden waren, viel höhere Konzentrationen an Alkaloiden, als die Analyse der sieben Clones aus dem Bereich des oberen Río Purús (0,11, 0,11, 0,20, 0,20, 0,20, 0,21, 0,41%) per Dosis ergeben hatte (McKennas zwei Iquitos-Clones enthielten durchschnittlich 0,52% Alkaloide, seine zwei Tarapoto-Clones 0,51%). Was wir darüber hinaus noch in Betracht ziehen müssen, sind Faktoren wie verschiedene Mengen an Material, das den Tränken zugegeben wird, und Ungenauigkeiten, was das Abmessen der Dosen betrifft. Der Brauch in einigen Gebieten, mehrere Dosen während einer einzigen Sitzung einzunehmen, könnte auch eine Rolle spielen, da viele anthropologische Berichte über ergänzende Dosen von *Ayahuasca* berichten.

Die chemischen Unterschiede zwischen der Zusammensetzung in der Pflanze und der Zusammensetzung in den Tränken sind es auch wert, kommentiert zu werden. Während wir gesehen haben, daß McKennas Gruppe Harmalin als Hauptalkaloid in einer der sechs untersuchten *B. caapi*-Züchtungen gefunden hat, und es auch in drei anderen Proben konzentrierter vorkam als *d*-Leptaflorin und eine weitere Probe äquivalente Mengen beider Verbindungen enthielt, so zeigten dagegen drei Studien von *Ayahuasca*-Tränken in zwei Fällen nur Spuren von Harmalin [Liwszyk *et al.* 1992; Rivier & Lindgren 1972] und nicht signifikante Mengen im dritten Fall [McKenna *et al.* 1984a]. Hier müssen wir uns auch noch einmal die Analyse von Spruces Belegstücken von *B. caapi* in Erinnerung rufen, die 115 Jahre nach dem Aufsammeln stattfand. Sie zeigte β-Carboline in einer Menge, die frischem Material entsprach, aber vollständig als Harmin vorliegend, ohne jedes Harmalin oder *d*-Leptaflorin [Schultes *et al.* 1969]. Es ist bekannt, daß Harmalin unter sauren Bedingungen chemisch zu Harmin oxidiert [Iyer & Robinson 1934] oder unter alkalischen Bedingungen chemisch zu Leptaflorin reduziert werden kann [Perkin & Robertson 1919a]. Zweifellos war es im Fall von Spruces Belegstücken die lange Lagerung, und ist es im Fall von vielstündig gekochtem *Ayahuasca* das langdauernde Erhitzen, das die Zerstörung von Harmalin bewirkt, und Harmin und/oder Leptaflorin sind mögliche Abbauprodukte. Die Strukturen der wichtigsten *Ayahuasca*-Alkaloide sind in der Tabelle II-D abgebildet. Harmalin kann auch als 3,4-Dihydroharmin, Leptaflorin als 1,2-Dihydroharmalin oder 1,2,3,4-Tetrahydroharmin (im allgemeinen als THH abgekürzt) bezeichnet werden[14].

PSYCHOPHARMAKOLOGIE VON *B*-CARBOLINEN

Harmin und Harmalin wurden um 1840 im Zusammenhang mit der Erforschung von Pigmenten, nicht der von Drogen, entdeckt. Erst nach der Isolierung von Harmin aus *Banisteriopsis caapi* begann man mit pharmakologischen Studien des Alkaloids. Der berühmte Meskalin-Erforscher Alexandre Rouhier führte einige frühe Versuche mit Yajéin (Harmin) an Tieren durch [Rouhier 1924, 1926], aber Louis Lewin, so wie Rouhier am bekanntesten durch seine Arbeiten über *Péyotl* [Lewin 1888, Rouhier 1927], probierte die Droge als erster an Menschen aus. Lewin berichtete, daß die subkutane Injektion von 25-75 mg Harmin bei Menschen Euphorie hervorrief [Lewin 1928]. Lewin und Paul Schuster testeten die Wirksamkeit von Harmin (Banisterin) als Therapeutikum bei Parkinsonismus, indem sie 18 Patienten Dosen von 20-40 mg injizierten; dadurch konnten sie vorübergehende Besserung erzielen [Lewin & Schuster 1929]. Kurz vor seinem Tod veröffentlichte Lewin eine kurze Monographie über *Banisteria caapi: Ein neues Rauschgift und Heilmittel* [Lewin 1929]. Ein weiterer deutscher Wissenschaftler, der heute am bekanntesten wegen seiner Erforschung von *Péyotl*/Meskalin ist, Kurt Beringer [1927], der mit K. Wilmanns zusammenarbeitete, hat "Banisterin" als Parkinsonismus-Therapie weiter erforscht, indem er seinen Patienten Dosen von 20 mg vier bis sechs mal täglich verabreichte [Beringer 1928; Beringer & Wilmans 1929]. Beringer führte die Ähnlichkeit der Pharmakologie von Harmin und Banisterin an, kurz bevor die chemische Äquivalenz der beiden von seinen deutschen wissenschaftlichen Kollegen gezeigt wurde [Beringer 1929].

TABELLE II-D
Struktur der wichtigsten Alkaloide in Ayahuasca

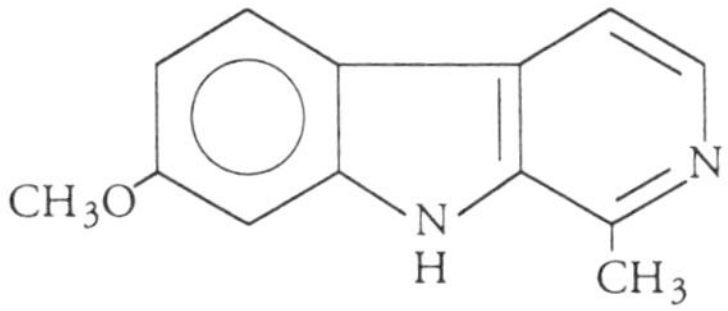

Harmin

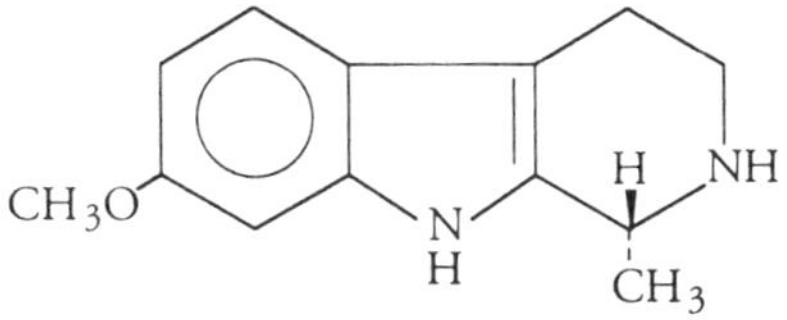

d-Leptaflorin

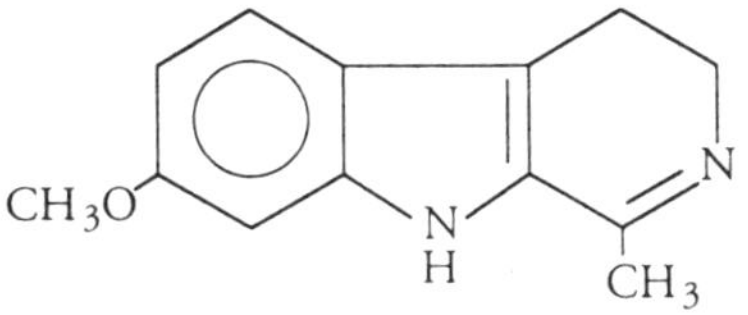

Harmalin

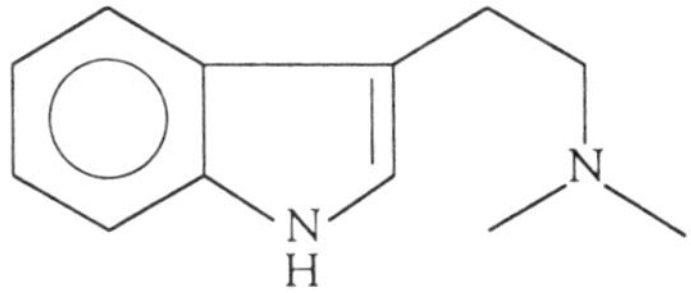

N,N-DMT

Eine deutsche Ärztin, L.Halpern, die ebenfalls Harmin zur Therapie von Parkinsonismus eingesetzt hatte, war die erste, die Selbstversuche mit der Droge in Dosen von bis zu 40 mg oral und 30 mg als subkutane Injektion durchführte [Halpern 1930a, 1930b]. Halpern fand das injizierte Harmin stimulierend, anregend bis hin zur Streitlust. Sie griff einen Mann auf der Straße an, obwohl "die Aussichten für die Angreiferin sehr unvorteilhaft waren". Obwohl sie behauptete, ihr Bewußsein wäre "auf keine Weise beeinflußt und auf keine Weise anormal", beschrieb sie es als "in Äther gepackt" und erwähnte "Leichtigkeit" und eine "flüchtige Empfindung", die sie mit "dem Gefühl des Schwebens verglich, von der oft berichtet wird, daß sie unter dem Einfluß der ungereinigten *Ayahuasca*-Droge oder von *Caapi* vorkommt". Nicht übel für etwas, das ihr Bewußtsein nicht veränderte! Nach diesem vielversprechenden Beginn gegen Ende der zwanziger Jahre ließ das Interesse an Harmin als Medikament nach. Trotzdem gingen die Tierversuche weiter und bis zum Ende der dreißiger Jahre hatte A.G. Beer die Wirkung von Harmin auf Katzen erforscht. Er charakterisierte es als Stimulans auf das zentrale Nervensystem, ein Resultat, das mit den Ergebnissen von Halperns vorangegangenen Selbstversuchen übereinstimmt [Beer 1939a, 1939b]. In einer Besprechung der Pharmakologie der Alkaloide vom Harmin-Typ charakterisierte J.A. Gunn Harmin als Stimulans mit Wirkung auf das Zentralnervensystem bei Säugetieren [Gunn 1937]. Raymond-Hamet, der über die Äquivalenz von Telepathin und Yajéin [Perrot & Raymond-Hamet 1927a, 1927b] berichtet hatte, erforschte die kontroversen vaskulären

Wirkungen von Harmin, Harmalin und Leptaflorin auf den Hund und charakterisierte die Droge als Vasodilator [Raymond-Hamet 1941]. Zwei Dekaden später wurde ein Durchbruch in der Erforschung von Harmin erzielt, als die nordamerikanische Gruppe von Sidney Udenfriend Harmin, 1,2,3,4-Tetrahydroharmin (Leptaflorin), Harmalin und Harman als "potente Inhibitoren von Monoaminooxydase" (MAO-Hemmer) beschrieb, die in der Wirkung dem therapeutischen MAO-Hemmer Iproniazid vergleichbar, aber deutlich stärker sind [Udenfriend *et al.* 1958]. Harmin und Harmalin waren die aktivsten Enzymhemmer, Leptaflorin und Harman um eine Größenordnung weniger potent. Ein Jahr später vermutete die Gruppe um A. Pletscher, daß die psychotrope Aktivität der β-Carboline in *Banisteriopsis caapi* auf ihre erwiesene Aktivität als MAO-Hemmer zurückgeführt werden kann [Pletscher *et al.* 1959]. Wir werden die Bedeutung dieser MAO-Hemmung später diskutieren. In weiterführenden Studien der Amerikaner William M. McIsaac und Vicente Estévez und von Neil S. Buckholtz und William O. Boggan wurden die *Ayahuasca*-Alkaloide zusammen mit weiteren natürlichen und künstlichen β-Carbolinen in ihrer Rolle als MAO-Hemmer bestätigt [Buckholtz & Boggan 1977; McIsaac & Estévez 1966].

Die Erforschung der Pharmakologie der β-Carboline ging weiter. William J. Turner und Sidney Merlis (die später wegen ihrer unethischen Versuche mit DMT und Bufotenin an Insassen eines Krankenhauses für Geistesgestörte berüchtigt wurden[15]) [Ott 1993], und die hier mit A. Carl zusammenarbeiteten, äußerten Zweifel daran, daß Harmin psychoaktiv sei [Turner *et al.* 1955]. Degegen berichteten Harry H. Pennes und Paul H. Hoch, daß intravenöse Injektionen von 150-200 mg Harmin in fünf von elf Fällen bei bedauernswerten "geistesgestörten Patienten" "visuelle Halluzinationen" hervorgerufen hatten. Andererseits notierten diese Psychiater, daß die Droge bei oraler oder subkutaner Verabfolgung nicht halluzinogen war, selbst dann nicht, als sie die Menge von 960 mg oral in einer einzigen Dosis gaben. Als Nebenwirkungen (die bei intravenöser Injektion ausgeprägter waren als bei oraler Einnahme) traten bei einigen Personen, die Harmin oral oberhalb eines Schwellenwertes von 300-400 mg erhalten hatten, Übelkeit, Zittern und Taubheit der Glieder auf [Pennes & Hoch 1957]. Die australischen Forscher S. Gershon und W.J. Lang verabreichten in der Folge Hunden Harmin *via* intravenöser Injektion und behaupteten, dies provoziere "offensichtliche Halluzinationen" bei einer Dosis von 2 mg/kg des salzsauren Salzes. Wie die Autoren von diesen "offensichtlichen Halluzinationen" erfuhren, bleibt unklar [Gershon & Lang 1962].

Der chilenische Psychiater Claudio Naranjo führte dann in den Sechzigern die umfassendeste Studie der menschlichen Pharmakologie der *Ayahuasca*-Alkaloide durch. Naranjo berichtete, daß Harmin, Leptaflorin (oder racemisches Tetrahydroharmin) und Harmalin alle "psychotrop" sind, und notierte: "In der Tat fand ich, daß Harmalin in einer Dosierung von mehr als 1 mg/kg i.v. oder 4 mg/kg oral halluzinogen ist, welches etwa die Hälfte des Schwellenwertes von Harmin ist ... racemisches Tetrahydroharmin ist etwa ein Drittel so aktiv wie Harmalin" [Naranjo 1967]. Naranjo beschloß, sich in seinen Studien an 30 Freiwilligen auf die aktivste Komponente, Harmalin[16] zu konzentrieren, obwohl dieses in der Pharmakologie von *Ayahuasca* von keiner oder kaum von Bedeutung ist, und notierte, man könne den Harmalin-Rausch als ein "Symptom ansehen, das mit kleinen Abweichungen von Verbindungen ähnlicher Struktur geteilt wird." Alle Testpersonen Naranjos konnten Harmalin nach kurzer Zeit von Meskalin unterscheiden, insbesondere was die Übelkeit und andere unangenehmen körperlichen Symptome betraf, die ersteres hervorrief. Obwohl frühere Autoren Harmin und verwandte Drogen als Stimulatien charakterisiert hatten, legte Naranjo dar, daß die zentrale Wirkung "schwierig zu interpretieren sei und eher der eines Beruhigungsmittels zu gleichen scheint." Der europäische Forscher M. Maurer bestärkte kürzlich diese Ansicht, als er Harmin in niedriger Dosis als ein mildes Sedativum beschrieb, das, wenn die Dosis 300 mg übersteigt, "unangenehme vegetative und neurologische Symptome" hervorruft [Leuner & Schlichting 1989].

Diese beiden Beschreibungen von Harmin und Harmalin als Beruhigungsmittel stimmen mit drei vagen Berichten über die Effekte von Harmel-Samen (die höhere Konzentrationen von Harmin und Harmalin enthalten als *Banisteriopsis*) überein. Diese werden als einschläfernd, narkotisch, alkohol-ähnlich beschrieben [Gunn 1937; Hassan 1967; Johnston 1855]. Wie in Kapitel eins erwähnt, werden *Passiflora*-Arten, die diese Alkaloide enthalten, für gewöhnlich in der Ethnomedizin als Sedativa und Tranquilizer benutzt [Joyal 1987; Monardes 1990; Nicholson & Arzeni 1993; Oga *et al.* 1984; Speroni & Minghetti 1988]. Naranjo hatte angegeben, daß "die typische Reaktion auf Harmalin die Kontemplation mit geschlossenen Augen sei, bei der intensive Bilder gesehen würden ... was zu den ekstatischen Himmeln oder den furchtbaren Höllen anderer Halluzinogene in deutlichem Kontrast steht" [Naranjo 1967]. Aber die wenigen Berichte aus erster Hand über die Wirkungen von *Ayahuasca* betonen die mächtigen emotionalen "halluzinogenen" oder entheogenen Effekte [Flores & Lewis 1978; Rivier & Lindgren 1972] – die ekstatischen Himmel oder schrecklichen Höllen sind mit absoluter Bestimmtheit ein Teil des psychischen Territoriums von *Ayahuasca.* Wie auch ein indianischer Informant vom Stamm der Cashinahua bemerkte: "Es ist eine furchterregende Sache, ich hatte sehr viel Angst" [Kensinger 1973]. Außerdem enthielten, wie wir in der Tabelle II-C sehen konnten, 16 analysierte *Ayahuasca*-Tränke durchschnittlich nur

158 mg β-Carbolin (im Nomalfall im Verhältnis von drei Teilen Harmin auf einen Teil *d*-Leptaflorin plus Spuren von Harmalin). Wir erinnern uns, daß in einer pharmakologischen Studie 300-400 mg Harmin oral als Grenzdosis beim Menschen angegeben, und eine Dosis von 960 mg als "nicht halluzinogen" [Pennes & Hoch 1957] bezeichnet wurde, wohingegen Naranjo einen Schwellenwert von 8 mg/kg oral für Harmin gefunden hatte. Das entspricht etwa 500 mg bei einem Indianer von ungefähr 60 kg (wobei racemisches Leptaflorin sogar weniger potent ist – wir wissen nicht, ob *d*-Leptaflorin das Racemat an Potenz übertrifft). Sogar in einer Untersuchung von McKenna, in der der höchste β-Carbolingehalt in *Ayahuasca*-Tränken gefunden worden war, betrug der durchschnittliche Gehalt 401 mg *per* Dosis (70 % Harmin, 24 % *d*-Leptaflorin, 6 % Harmalin), was McKenna zu dem Kommentar veranlaßte, daß für einen *Ayahuasca*-Trank, der psychoaktiv wirken soll, aber nur β-Carboline enthält, "die Konzentration von β-Carbolinen deutlich höher sein müßte, als die in unseren Proben gemessene" [McKenna *et al.* 1984a]. Es scheint offensichtlich zu sein, daß die Antwort auf dieses Rätsel einfach zu geben ist – das Wesentliche entheogene Prinzip der 16 *Ayahuasca*-Proben, die bis heute analysiert worden sind, ist DMT, das in Mengen von 25-36 mg, im Durchschnitt 29 mg *per* Dosis vorhanden ist, wie wir in Tabelle II-C gesehen haben. Wie wir im nächsten Abschnitt entdecken werden, stellt DMT mit absoluter Bestimmtheit bereits in diesen nominal niedrigen Dosen ein Entheogen dar und fördert definitiv die Entdeckung des ekstatischen Himmels und der schrecklichen Hölle der Psyche.

PSYCHOPHARMAKOLOGIE VON DMT

Stephen I. Szára und zwanzig Freunde "die Mut genug hatten, sich freiwillig zu beteiligen" waren die ersten Menschen, die im April 1956 die entheogenen Wirkungen des salzsauren Salzes von N,N-Dimethlytryptamin erfuhren, das *via* intramuskulärer Injektion in Dosen von 0,7-1,1 mg/kg Körpergewicht verabreicht worden war. Szára beschrieb, die Droge hätte eine "psychotische [*sic*] Wirkung, zum Teil ähnlich der, die von Meskalin oder LSD-25 verursacht wird" [Szára 1956]. DMT war bereits 25 Jahre zuvor synthetisiert worden, war aber bis dahin noch von niemandem auf seine entheogenen Eigenschaften hin untersucht worden [Manske 1931]. Es geschah erst 1955, daß DMT definitiv als Inhaltsstoff von Samen und Schoten eines Baumes aus der Familie der Leguminosae, *Anadenanthera peregrina,* [Fish *et al.* 1955] identifiziert wurde. Von diesen Samen (zusammen mit denen von *A. colubrina*) wußte man, daß sie Inhaltsstoff eines potenten entheogenen Schnupfpulvers waren, das im Bereich der Karibischen Inseln *Cohoba* genannt wurde und *Yopo, Vilca* oder *Cébil* in Südamerika [Ott 1993; Reis Altschul 1967, 1972; Schultes *et al.* 1977; Wassén 1967; Wassén & Holmstedt 1963]. Die Tatsache, daß DMT in natürlichen Entheogenen gefunden wurde, führte zu dessen Test, und seitdem wurde darüberhinaus entdeckt, daß es Wirkstoff eines weitverbreiteten amazonischen Komplexes entheogener Schnupfpulver ist, die aus dem Harz zahlreicher Arten von *Virola* aus der Familie der *Myristicae* gewonnen werden und als *Paricá* und *Epená* bekannt sind [Agurell *et al.* 1969; Holmstedt 1965; Holmstedt & Lindgren 1967; Holmstedt *et al.* 1980; McKenna *et al.* 1984b; Schultes 1954b; Schultes & Hofmann 1980; Schultes & Raffauf 1990]. Von DMT weiß man, daß es auch das entheogene Prinzip eines berauschenden Tranks ist, der *Vinho de Jurema* genannt und aus den Wurzeln verschiedener *Mimosa*-Arten (auch aus der Familie der *Leguminosae*) zubereitet wird. Tatsächlich war es die Untersuchung dieses Trankes, die 1946 zur erstmaligen Isolierung von DMT als Naturstoff durch den brasilianischen Chemiker O. Gonçalves de Lima aus *Mimosa hostilis* [= *M. tenuiflora*] unter dem Namen *Nigerina* oder "Nigerin" führte [Da Mota 1987; Gonçalves de Lima 1946; Lowie 1946; Pachter *et al.* 1959; Schultes 1979a].

Szára und seine ungarischen Kollegen, besonders Z. Böszörményi, G. Brunecker und A. Sai-Halász, fanden heraus, daß zwei bis drei Minuten nach der Injektion von DMT sehr beeindruckende und potente entheogene Effekte einsetzten, die etwa 45 Minuten bis eine Stunde anhielten [Böszörményi & Szára 1958; Szára 1957, 1961], und die bizarre Geschwindigkeit des Einsetzens und die Potenz der Droge beeindruckten einige Forscher so, daß sie sie als Psychose-ähnlich beschrieben. Der Vorstellung von Entheogenen als *Psychotomimetica* folgend, wurde die "Psychopathologie" von DMT von O.H. Arnold und G. Hofmann [1957] beschrieben und die Gruppe um Sai-Halász, Brunecker und Szára charakterisierte die Droge als "ein neues Psychotikum" und erfanden somit eine neue Kategorie in Anlehnung an Louis Lewins *Euphorica, Excitantia, Hypnotica, Inebriantia* und natürlich *Phantastica* [Lewin 1924; Sai-Halász *et al.* 1958]! Trotz alledem klangen die von Szára beschriebenen Wirkungen kaum pathologisch [Szára 1957]: Eidetische Phänomene, optische Illusionen, Pseudo-Halluzinationen und später echte Halluzinationen tauchten auf. Die Halluzinationen bestanden aus sich bewegenden, strahlend bunten orientalischen Motiven, und später sah ich wundervolle Szenen, die sich sehr rasch änderten. Die Gesichter der Menschen schienen Masken zu sein. Mein Gefühlszustand war auf die Ebene der Euphorie angehoben ...

Szára führte den Unterschied zwischen Pseudo-Halluzinationen und "echten" Halluzinationen nicht weiter aus, aber jeder, der selber Erfahrungen mit Entheogenen gemacht hat, wird vermutlich dieses Bild verstehen. Später fand man, daß DMT sogar noch stärker und schneller wirkt, wenn es in Form seiner freien Base geraucht wird [Bigwood & Ott 1977]. In diesem Fall würde das Rauchen von 30 mg der Droge eine nahezu sofortige volle Wirkung hervorrufen, die nur 5-10 Minuten lang anhält! Bei dem Versuch, die vermutete Verwendung von DMT-haltigen Pflanzenextrakten in Form von Einläufen nachzuvollziehen, verabreichte sich Peter A.G.M. De Smet selbst rektale Dosen von bis zu 125 mg DMT-hydrochlorid in 15 ml Wasser, ohne irgendeine erkennbare Wirkung zu verspüren [De Smet 1983]. In ähnlicher Weise, und obwohl DMT in *Cohoba-* und *Epená*-Schnupfpulvern aktiv gewesen sein könnte, brachte die intranasale Applikation von 5-20 mg DMT "keine Wirkungen außer einem brennenden Gefühl in der Nasenhöhle und im Rachenraum" hervor, obwohl ein Patient die Wirkung von 10 mg intranasal beschrieb, wie "das Gefühl, auf den Kopf geschlagen worden zu sein". Orale Dosen von bis zu 350 mg waren ebenfalls "vollständig wirkungslos" [Turner & Merlis 1959], und einzelne Dosen bis hinauf zu einem Gramm, die oral gegeben wurden, riefen auch keinerlei Wirkungen hervor [Shulgin 1976]. Wenn ein ganzes Gramm reines DMT ohne Wirkung blieb, wie konnte dann die lächerlich geringe Menge von 25-36 mg in einem *Ayahuasca*-Trank auch nur wahrnehmbar sein, und erst recht gar ekstatisch oder furchterregend?

Die Antwort liegt in den MAO-hemmendenWirkungen der β-Carbolin-Bestandteile von *Ayahuasca*-Tränken. Das Enzym, Monoamino-Oxidase, das durch die β-Carboline gehemmt wird, bewirkt, daß in unserem Körper Verbindungen wie die Tryptamine oxidiert oder abgebaut werden, die sonst unsere Gehirn- und andere Stoffwechselaktivitäten schwer durcheinanderbringen könnten. Monoamino-Oxidase baut in unserem Verdauungssystem jegliches eingenommene DMT ab, bevor es sich auf seinen Weg ins Gehirn begeben kann. Der phamakologische Mechanismus der Aktivität in *Ayahuasca* erklärt sich aus der Hemmung von Amino-Oxidase durch Harmin und *d*-Leptaflorin, die es so dem DMT ermöglicht, in unserem Körper lange genug stabil zu bleiben, um absorbiert und dem Gehirn zugeführt zu werden. Kraft großer Sensitivität, tiefer Einsicht und eines abenteuerliebenden Geistes entdeckten die amazonischen schamanistischen Psychonauten [Jünger 1970], daß ausnahmslos Blätter von *Psychotria viridis* und *Diplopterys cabrerana*, die normalerweise ziemlich harmlos sind, zu potenten Entheogenen werden, wenn man sie in einem Topf zusammen mit einigen Stücken von *Banisteriopsis caapi* kocht; und das ohne irgend etwas über Enzyme oder Alkaloide zu wissen! Das war in der Tat eine der meisterhaftesten Arbeiten und sicher eine der größten pharmakognostischen Endeckungen der gesamten Vorzeit!

Obwohl DMT 1957 zum ersten Mal mit *Ayahuasca* in Verbindung gebracht worden war, gab es lange Zeit Zweifel über dessen botanische Quellen[17]. Erst als im Jahr 1965 durch Poisson und 1968 durch die Gruppen um Agurell und Der Marderosian DMT in Pflanzen nachgewiesen wurde, die in *Ayahuasca*-Tränken Verwendung fanden und für die botanische Belegexemplare existierten, offenbarte sich dieser Mechanismus der Aktivität von *Ayahuasca* den Foschern [Agurell *et al.* 1968; Der Marderosian *et al.* 1968; Poisson 1965]. Poisson bemerkte, daß DMT "une action hallucinatoire fugace" ("eine vorübergehende halluzinogene Aktivität") hat, wenn es injiziert wird, aber erwähnte, es sei oral inaktiv. Poisson vermutete, daß eine "ziemlich starke Konzentration des wirksamen Stoffes" oder "die Anwesenheit anderer Substanzen" in *Natem[a]* das DMT oral aktivieren würde [Poisson 1965]. Er übersah es, die Entdeckung von Udenfriends Gruppe von 1958 anzuführen, daß das aus *Banisteriopsis* isolierte Harmin ein MAO-Hemmer ist, und übersah auch die Signifikanz seiner Entdeckung von DMT in der als Beimischung verwendeten Pflanze *Diplopterys cabrerana.* Im folgenden Jahr veröffentlichte der Amerikaner Melvin L. Bristol eine Arbeit über den Gebrauch und die Zubereitung eines *Biaxíi* genannten *Ayahuasca*-Trankes durch die kolumbianischen Sibundoy, eine der wenigen indigenen Gruppen der Anden, die *Ayahuasca* verwenden. Obgleich ihm die kurz vorher geschehene Veröffentlichung von Poissons Arbeit nicht bekannt war, zitierte Bristol Száras frühe Arbeit über die Effekte von DMT, und notierte, daß Hochstein und Paradies DMT in "Blättern" gefunden hatten, "von denen es heißt, sie werden in Perú zusammen mit *B. caapi* bei der Zubereitung eines narkotischen [*sic*] Getränks verwendet", Blätter, von denen er annahm, sie seien *Diplopterys cabrerana.* Bristol zitierte dann das Ergebnis der Arbeit der Udenfriend-Gruppe, daß die *Ayahuasca*-β-Carboline MAO-Hemmer sind, und besprach ferner die Pharmakologie der β-Carboline beim Menschen. Nachdem er so alle relevanten Arbeiten zitiert hatte, fuhr er mit einer detaillierten Beschreibung der Zubereitung von *Biaxíi*, das *B. caapi* und *Chagropanga* oder *Diplopterys cabrerana* enthält, fort. Er beschrieb dann eine Zeremonie, in welcher der Schamane, Salvador Chindoy, Bristol und ein weiterer Mann jeder etwa 150 ml des Trankes einnahmen (wobei eine ebenfalls anwesende Frau die Hälfte dieser Menge erhielt; die drei Männer nahmen 45 Minuten später weitere 75 ml ein, aber Bristol erbrach sich und verspürte keine oder nur sehr wenig Wirkung). Bristol versäumte es, die spezielle Verbindung zwischen den MAO-hemmenden *Ayahuasca*-Alkaloiden und der angenommenden Anwesenheit von DMT in den Tränken herzustellen, und in seiner Schlußfolgerung bezweifelte er, "ob das *Biaxíi* tatsächlich psychotrope Methoxy-Harmane enthielt" [Bristol 1966]! Obwohl er Száras Arbeit über DMT zitiert hatte, schien er sich der Tatsache nicht bewußt zu sein, daß diese Droge oral genommen inaktiv ist. Die ersten, die in einer gedruckten Arbeit definitiv die Verbindung zwischen den MAO-hemmenden Wirkungen der β-Carboline und der möglichen Potenzierung von DMT, die so bewirkt werden kann, herstellten, waren die schwedischen Chemiker Bo Holmstedt und Jan-Erik Lindgren. Im Jahr 1967 wurde auf einem internationalen Symposium in San Francisco eine vorzügliche chemische Untersuchung der südamerikanischen *Yopo-* und *Epená*-Schnupfpulver und der *Anadenanthera-* und *Virola*-Pflanzen, aus denen diese gewonnen werden, vorgestellt, in der diese Chemiker auch Udenfriends Bericht über β-Carboline als MAO-Hemmer zitierten. Als sie in einer Probe eines botanisch undokumentierten *Paricá*-Schnupfpulvers aus einem schwedischen Museum sowohl Tryptamine als auch β-Carboline fanden, schlossen diese Chemiker in scharfsinniger Weise [Holmstedt & Lindgren 1967]: Das Vorkommen von Tryptaminen und ß-Carbolinen in südamerikanischen Schnupfpulvern ist pharmakologisch interessant. Die ß-Carboline sind Monoaminooxidase-Hemmer, sie können die Wirkung der einfachen Indole potenzieren. Die Kombination von β-Carbolinen und Tryptaminen wäre somit ein Vorteil.

Als Ara Der Marderosian und seine Kollegen im folgenden Jahr den Nachweis von DMT in *Diplopterys cabrerana*-Blättern diskutierten, die von Homer V. Pinkley gesammelt worden waren, der ihren Gebrauch durch ecuadorianische Kofán-Indianer beobachtet hatte, sprachen sie von "vielen Implikationen", die dieses Resultat hätte. Sie sagten, daß der Brauch, dem *Ayahuasca* DMT-haltige Blätter zuzufügen, um "'farbige Visionen zu verstärken' aufgrund der theoretischen Grundlagen gerechtfertigt sei". Sie zitierten zahlreiche Berichte über die entheogenen Eigenschaften von DMT und notierten gleichzeitig, daß diese Droge oral vollkommen inaktiv ist. Sie schlußfolgerten dann, so wie schon Holmstedt und Lindgren mit Bezug auf die entheogenen Schnupfpulver, daß "die Harmin-Alkaloide ... Monoaminooxidase-Hemmer sind, und daß diese Tatsache wahrscheinlich ... zur Effektivität" der *Ayahuasca*-Tränke der Kofán "beitragen könnte" [Der Marderosian *et al.* 1968]. In der gleichen Ausgabe des *American Journal of Pharmacy* kommentierte der Schwede Stig Agurell, der mit Holmstedt und Lindgren bei einer Analyse des gleichen von Pinkley gefundenen Blätter-Materials zusammenarbeitete, daß "die Kombination von Monoaminooxidase hemmenden Harmin-Alkaloiden mit N,N-dimethyltryptamin in *Yajé* in besonderen pharmakologischen Effekten resultieren könnte" [Agurell *et al.* 1968]. Daß in der Folge DMT in verschiedenen *Psychotria*-Blätter-Beimischungen zu *Ayahuasca* durch Der Marderosian *et al.* [1970], Rivier und Lindgren [1972] und McKenna *et al.* [1984a] gefunden wurde, erhärtete zunehmend die Wahrscheinlichkeit dieses Mechanismus.

Die Frage blieb aber weiterhin, waren in *Ayahuasca* Konzentrationen von β-Carbolinen gegenwärtig, oder war *Ayahuasca* selber ein wirksamer MAO-Hemmer? Weiter, waren die Konzentrationen von DMT, die in den Tränken vorhanden waren, in den abgegebenen Dosen oral wirksam? Ganze sechzehn Jahre mußten vergehen, bevor die erste Frage beantwortet wurde. Dennis J. McKenna maß die MAO-Hemmung zweier perúanischer *Ayahuasca*-Proben an einem "Rattenleber-Präparat" und fand, daß beide extrem effektive MAO-Inhibitoren waren, so wie auch ein "*Ayahuasca*-Analog", eine Mischung aus 69 % Harmin, 26 % Leptaflorin und knappen 5 % Harmalin in Lösung [McKenna *et al.* 1984a]. Somit war die Antwort ein Ja, *Ayahuasca*-Tränke sind effektive MAO-Hemmer. Aber die humane Pharmakologie oralen DMTs blieb ein vollständiges Geheimnis. Der einzige überzeugende Weg, den vorgeschlagenen Mechanismus der *Ayahuasca*-Pharmakologie zu überprüfen, wäre es, Prüfungen am lebenden Menschen mit abgemessenen Mengen von reinem DMT und von β-Carbolinen durchzuführen. Wie wir noch sehen werden, gab es dazu so gut wie keine Literatur. Somit entschloß ich mich, die "Heffter-Technik" anzuwenden, in die ehrwürdigen Rolle des menschlichen Versuchskaninchens zu schlüpfen ..., die Pharmazeutik auf mich selbst anzuwenden[18]. Kurz gesagt verwendete ich die "intakte Jonathan Ott-Versuchsanordnung", die rationalste biologische Prüfung – mein eigenes Gehirn und stürzte mich kopfüber in die phantasmagorische Welt von *Ayahuasca*, "*Ayahuasca*-Kapseln" und "*Ayahuasca*-Analogen". Dieses sehr persönliche "große Abenteuer", das mich an den ecuadorianischen Amazonas und auf zwei Dutzend psychonautische Expeditionen in die surreale Sphäre des amazonischen *Ambrosia* führte, bildet das Thema des dritten Kapitels.

Kapitel Drei

Ayahuasca-Analoge und Psychonautische Berichte

In der Dekade 1959-1969 fand ein wahrer Ausbruch phytochemischer Aktivitäten mit Bezug auf DMT und verwandte Tryptamine (insbesondere 5-MeO-DMT) als entheogene Grundbestandteile in den vier wichtigsten Mischungen südamerikanischer Entheogene statt – in den *Vinho de Jurema*-Tränken, die aus *Mimosa hostilis* und anderen *Mimosa*-Arten zubereitet werden [Pachter *et al.* 1959]; in *Cohoba*-Schnupfpulvern, die auf *Anadenanthera peregrina* und verwandten Arten basieren [Agurell *et al.* 1969; Fish *et al.* 1955; Iacobucci & Rúveda 1964]; in aus *Virola*-Arten hergestellten *Epená*-Schnupfpulvern [Agurell *et al.* 1969; Holmstedt 1965; Holmstedt & Lindgren 1967]; und natürlich die *Ayahuasca*-Tränke [Agurell *et al.* 1968; Der Marderosian *et al.* 1968; Der Marderosian *et al.* 1970; Poisson 1965; Rivier & Lindgren 1972]. Bezeichnenderweise wurden drei der vier geographisch und kulturell verschiedenen Gruppen amerikanischer Entheogene oral eingenommen (bei den Witoto und in der Nähe lebenden Gruppen des kolumbianischen Amzoniens werden die *Virola*-Arten benutzt, um aus dem Harz essbare Pillen anstatt der Schnupfpulver herzustellen). Als Wissenschaftler, die Tryptamine als aktive Bestandteile dieser Entheogene gefunden hatten, entwickelten sie zugleich eine Theorie, die zumindest für *Ayahuasca* erklärte, wie DMT, von dem man weiß, daß es oral genommen inaktiv ist, durch die Anwesenheit MAO-hemmender β-Carboline, die in *Ayahuasca*-Tränken und einigen Schnupfpulvern enthalten sind, zum potenten oralen Entheogen werden kann [Agurell *et al.* 1968; Der Marderosian *et al.* 1968; Holmstedt & Lindgren 1967]. Aber man wußte nichts über die orale Pharmakologie von DMT, und damit diese Theorie gültig wäre, müßte DMT oral mindestens zweimal so aktiv sein, wie durch intramuskuläre Injektion verabreicht [Böszörményi & Brunecker 1957; Böszörmenyi & Szára 1958; Szára 1956, 1957, 1961]. Dies ergab sich aus den analytischen Daten von *Ayahuasca*-Tränken, die sich nach 1970 anzuhäufen begannen [Der Marderosian *et al.* 1970; Liwszyc *et al.*1992; McKenna *et al.* 1984a; Rivier & Lindgren 1972]. Die wissenschaftliche Welt wartete auf einen unerschrockenen Psy-

chonauten, der die Theorie in der Praxis überprüft.
Der amerikanische Ethnobotaniker Jeremy E. Bigwood sprang als erster in diese Bresche, als er eine Dekade später einen einzelnen Versuch unternahm, bei dem er eine *Ayahuasca*-Kapsel einnahm, die jeweils 100 mg Harmalin-hydrochlorid und DMT als freie Base enthielt (äquivalent zu 86 mg einer freien Base von Harmalin oder 1,0 mg/kg und 1,16 mg/kg DMT) [Bigwood 1978]. Bigwood berichtete, daß die ersten Wirkungen innerhalb von 15 Minuten auftreten, sich nach 45 Minuten zu einem Höhepunkt steigern, mit "DMT-ähnlichen Halluzinationen", die "langsam nachließen", bis sie 4 Stunden nach der Einnahme vollständig verschwunden waren. Aus diesem wegweisenden Versuch schlußfolgerte Bigwood:

... kurz gesagt ähnelte diese Erfahrung, sowohl was den zeitlichen Ablauf als auch was die Wirkung betraf, sehr der mit einem DMT- und harmalinhaltigen *Ayahuasca*-Trank, mit dem ich zuvor Versuche angestellt hatte...

Dies war somit eine offensichtliche Bestätigung der Theorie der β-Carbolin/DMT-Synergie in *Ayahuasca*-Tränken, mit Ausnahme zweier Probleme bei diesem Versuch. Am wichtigsten ist die Tatsache, daß wir heute wissen, daß Harmalin ein Wirkstoff ist, der nur in Spuren in *Ayahuasca*-Tränken vorkommt, und nur eine sehr geringe, wenn nicht gar überhaupt keine Rolle in der Pharmakologie von *Ayahuasca* spielt. Dennis J. McKenna schrieb sechs Jahre später dazu:

Harmalin ist im wesentlichen ein in Spuren vorkommender Bestandteil von *Ayahuasca* und trägt zu der MAO-Hemmung, die diese Droge hervorruft, vermutlich nicht signifikant bei.

In diesem Zusammenhang ist erwähnenswert, daß McKenna einen viel höheren Gehalt von Harmalin und von β-Carbolinen allgemein gefunden hat als andere Gruppen, die *Ayahuasca* analysiert haben und nur Spuren oder gar kein Harmalin fanden [Liwszyc *et al.* 1992; McKenna *et al.* 1984a; Rivier & Lindgren 1972]. Da McKenna fand, daß Harmalin als MAO-Hemmer "ein wenig stärker als Harmin" ist, und da Naranjo [1967] meinte, Harmalin sei bei Menschen zweimal so potent wie Harmin, war Bigwoods Wahl von Harmalin für seine *Ayahuasca*-Kapseln unglücklich und beeinträchtigte den Wert seines bahnbrechenden Selbstversuchs. Das zweite Problem bei diesem Versuch stellen die verwendeten Mengen dar. Während die 86 mg Harmalin gut im Rahmen der Mengen an β-Carbolinen *per* Dosis liegen, die in den 16 analysierten Proben gefunden worden waren (und von 20 bis 401 mg *per* Dosis reichten, bei einer

Durchschnittsdosis von 158 mg, wie wir in Tabelle II-C sahen), sind Bigwoods 100 mg freie Base die dreifache Menge einer typischen Dosis (ein Bereich von 25-36 mg, mit einem Durchschnitt von 29 mg). Somit erhielt Bigwood eine grobe, einmalige Demonstration des neuen pharmakologischen Mechanismus, ohne jedoch auf realistische Weise den typischen *Ayahuasca*-Trank modelliert zu haben.

Sieben Jahre später berichtete eine "Untergrund"-Publikation über psychonautische Versuche mit rudimentären *Ayahuasca*-Analogen. Obwohl sie nicht wußten, daß Schultes gleichzeitig Witoto-Indianer im kolumbianischen Amazonien entdeckt hatte, die die Rinde und Blätter von *Banisteriopsis caapi* rauchten [Schultes 1985b], führten "Gracie" und "Zarkov" Selbstversuche durch, bei denen sie Alkaloid-angereicherte Extrakte von Harmel-Samen, ganze *Passiflora incarnata*-Pflanzen, und *B. caapi*-Stammstücke rauchten und dabei feststellten:

... das High ist nicht besonders psychedelisch oder halluzinogen... Man fühlt sich ruhig. Bei höheren Dosen setzen Benommenheit und Übelkeit ein, wobei das "High" nur unwesentlich verstärkt wird. Bei geschlossenen Augen gesehene Bilder sind im besten Fall hypnagogisch (und) niemand, der Erfahrungen mit DMT oder Pilzen in hohen Dosen gemacht hat, würde dies jemals als Visionen bezeichnen...

Obwohl McKennas Gruppe vor kurzem von β-Carbolin-Mengen von 401 mg *per* Dosis *Ayahuasca* berichtet hatte, wurde bei diesen Versuchen, bei denen das Material geraucht wurde, gefunden:

... wir brauchten nur genug Pflanzenmaterial entsprechend einer Dosis von 50 mg zu konsumieren (und) das Erhöhen der Dosis verstärkte das "High" nicht, sondern verschlimmerte nur die physischen Symptome.

Nachdem somit die grundlegende Pharmakodynamik gerauchter β-Carbolin-angereicherter Pflanzenextrakte ergründet war, stellten Gracie und Zarkov mit DMT in Form der freien Base Versuche an, das sie etwa zehn Minuten nach dem Rauchen der β-Carbolin-Zubereitung ebenfalls rauchten. Sie fanden, daß gerauchtes DMT mit einer Prämedikation von β-Carbolinen eine etwa dreimal stärkere Wirkung hat (15 mg DMT "wirkten eher wie 35-45 mg"), eine verlängerte visionäre Zeitspanne von etwa 6 Minuten gegenüber nur 2-3 Minuten ohne die β-Carbolin-Zubereitung, und verstärkte, "beinahe überwältigende" Höreindrücke [Gracie & Zarkov 1985]. Wie auch Bigwoods Versuch, zeigten diese Daten trotzdem nur die Möglichkeit der Tryptamin/β-Carbolin-

Synergie, ohne jedoch reale *Ayahuasca*-Tränke exakt nachzubilden.
Die Untergrund-Forscher fuhren dann mit vorbereitenden Versuchen fort, bei denen es um die orale Einnahme von β-Carbolin-angereicherten Extrakten von Harmel-Samen, kombiniert mit synthetischem DMT als freie Base, ging. Nach verschiedenen psychonautischen Versuchen zogen Gracie und Zarkov folgende Schlußfolgerungen [1986]:

5 g der Samen mit 20 mg DMT scheint eine Schwellendosis zu sein ... die Dosis, die wir persönlich vorziehen, liegt bei 7 g Samen zusammen mit 30 mg DMT ... unsere obere Grenzdosis würde bei 10 g der Samen und 40 mg DMT liegen ...

Hier sind nun einige Daten, mit denen man sich genauer beschäftigen kann – eine deutliche Demonstration, daß DMT durch einen β-Carbolinhaltigen Pflanzenextrakt, der *Ayahuasca* zumindest analog war, oral aktiviert wurde, und mehr noch, sogar in dem 20-40 mg-Breich lag, der von *Ayahuasca*-Tränken bekannt ist. Auf der anderen Seite sagen uns diese Daten nichts über den Gehalt von β-Carbolin in den *Peganum harmala*-Extrakten, und ohne die verwendeten Extrakte zu analysieren wissen wir nicht, ob die Dosis in dem Bereich liegt, der in *Ayahuasca* gefunden wurde. In der Tat haben Harmel-Samen ein von *Banisteriopsis caapi*-Stammstücken abweichendes Alkaloid-Profil, wobei Harmalin häufig das Hauptalkaloid stellt. Mehr noch, von den Samen wurde berichtet, sie enthielten 2-7 % β-Carboline, also etwa 4-15 mal die durchschnittliche Konzentration von 0,45 %, die in 25 Analysen von *B. caapi* Stammstücken gefunden wurde. Somit arbeiteten Gracie und Zarkov mit Tränken, die von 100 mg bis hinauf zu 700 mg β-Carboline enthielten, ein ziemliche weiter Bereich, abhängig von der Rasse und der Extraktionsmethode. Ausgehend von durchschnittlich 4,5% Alkaloiden würde ihre bevorzugte Dosis 315 mg β-Carboline plus 30 mg DMT enthalten, genau das doppelte der Durchschnittdosis, die in 16 analysierten Proben von *Ayahuasca* gefunden worden war, und einer typischen Durchschnittsdosis, was das DMT betrifft. Somit könnten wir aus diesen Daten schließen, daß die 401 mg β-Carboline plus 36 mg DMT, die in einer Dosis *Ayahuasca* aus Pucallpa gefunden wurden, wahrscheinlich wirksam gewesen waren. Dies sagt uns aber nichts über die Aktivität der weit niedrigeren β-Carbolindosen, die von anderen Gruppen in *Ayahuasca* gefunden wurden [Der Marderosian *et al.* 1970; Liwszyk *et al.* 1992; Rivier & Lindgren 1972]. Somit war klar, daß detailliertere, spezifischere und wiederholte psychonautische Versuche notwendig waren, um die grundlegenden Parameter der menschlichen Pharmakodynamik von *Ayahuasca*-Tränken zu erarbeiten. Es wurde mir klar, daß es nun an mir war, in diese Bresche zu springen.

REISEN IN DEN WELTRAUM DER SEELE[19] MIT AYAHUASCA

Meine Grundlagen-Erfahrung mit *Ayahuasca* wurde mir durch zwei *Ayahuasqueros* der Quijos Quichua aus dem Gebiet des Río Napo im Ecuadorianischen Amazonien zuteil, von wo auch Manuel Villavicensios wegbereitender Bericht über die entheogenen Effekte von *Ayahuasca* aus dem Jahre 1858 herstammt.

Versuch 1 betraf im Verlauf einer schamanistischen Zeremonie die Einnahme eines Trankes, der *Banisteriopsis caapi* und eine kleine Menge *Ilex guayusa*-Blätter enthielt – es gab keine Beimischung tryptaminreicher Blätter. Ich war nicht Zeuge der Zubereitung geworden, aber der *Ayahuasquero* erzählte mit auf Spanisch, daß der Trank etwa eine Handvoll *Guayusa*-Blätter enthielt, um so etwa 20 Dosen zu ergeben. Die Einnahme von etwa 60 ml dieses Trankes riefen eine träumerische Beruhigung ohne visionäre oder entheogene Wirkungen hervor. Der Schamane erklärte mir, daß die Zufügung der *Guayusa*-Blätter geschah, um den einschläfernden Effekten des *Ayahuasca* entgegenzuwirken. In meinem Fall war wohl der Koffein-Gehalt für diesen Zweck unzureichend und ich mußte gegen den Schlaf ankämpfen. So erfuhr ich am eigenen Leib, warum β-Carbolin-reiche Pflanzenextrakte in Ecuador, Brasilien, México, Frankreich, Italien, den Vereinigten Staaten und anderen Ländern traditionell als Sedative genutzt werden, eine Wirkung, die durch moderne pharmakologische Untersuchungen bestätigt wurde [Joyal 1987; Monardes 1990; Moore 1989; Oga *et al.* 1984; Speroni & Minghetti 1988; Weiss 1988].

Versuch 2 bestand aus einem ähnlichen Trank, den derselbe *Ayahuasquero* zubereitet hatte und dem er, auf meinen Wunsch hin, *Amirucapanga*-Blätter, also *Psychotria viridis,* hinzugefügt hatte. Dies führte nahezu vollständig zum gleichen Resultat, obwohl es einen vagen Hinweis auf die Anwesenheit stimulierenden DMTs gab, der aber vielleicht psychologischer Natur war. Als ich den Schamanen über die Zubereitung des Trankes befragte (er wollte ihn nicht in der Gegenwart von Fremden zubereiten), erzählte er mir, er hätte der gesamten Menge, die wieder für etwa 20 Dosen ausreichte, eine Handvoll Blätter zugegeben. Das konnten nicht viel mehr als nur wenige Blätter *per* Dosis gewesen sein und wieder überraschte es nicht, daß die Wirkung hypnotisch und nicht entheogen war. Offensichtlich war dieser Schamane nicht mit dem Gebrauch DMT-reicher Blätter in seinem *Ayahuasca* vertraut.

Für Versuch 3 wurde ein andererer *Ayahuasquero* der Quijos Quichua eingeladen, welcher sich bereiterklärte, den Trank vor uns zuzubereiten. Die Herstellung erfolgte wie auf Seite 22 beschrieben, aber die Kochzeit lag im mittleren Bereich, so etwa 5 Stunden, ähnlich der, die von Bristol von den kolumbianischen Sibundoy berichtet worden war [1966]. Anders jedoch als die Sibundoy, die nur abgeschälte Rindenstücke von *Banisteriopsis* extrahieren, hatte dieser *Ayahausquero* der Quijos Quichua die Rindenstücke weggeworfen und extrahierte die gelblichen Stengel selbst, die geviertelt wurden. Es war nicht möglich, die Menge an Liane genau zu wiegen, aber ein Topf mit einem Inhalt von etwa 20 Litern wurde mit Stammstücken gefüllt und diese mit Wasser bedeckt und wiederum wurde nur eine Handvoll von *Amirucapanga*-Blättern auf den ganzen Topf zugegeben, der etwa 20 Dosen ergab. Da ich bereits mit dieser Möglichkeit gerechnet hatte, hatte ich einen Aufguß vorbereitet, der 50 Blätter *Psychotria viridis per* Dosis enthielt, dreifach in Wasser extrahiert und auf etwa 700 ml eingekocht. Schüchtern erklärte ich dem *Ayahuasquero*, der über seinen *Ayahuasca*-Topf wachte, daß wir besonders an den Wirkungen von *Amirucapanga* interessiert wären und ich deshalb einen Auszug der Blätter in einem Tee konzentriert hätte, den ich zaghaft hochielt, damit er ihn untersuchen könne. Ohne zu Zögern sagte er, "was für eine gute Idee!", und gab sofort das meiste von dieser Flüssigkeit dem Inhalt seines *Ayahuasca*-Topfes zu. Wenngleich ich überrascht war, daß er so bereitwillig zustimmte, einen Aufguß unbekannter Stärke seinem Trank beizumischen, mehr noch, einen, der von einem krassen Amateur zubereitet worden war, so war ich doch hingerissen von seiner Aufgeschlossenheit und freute mich darüber, daß wir dieses Mal die Stimulation und die visionären Eigenschaften erleben würden, die in den anspruchslosen *Amirucapanga*-Blättern schlummerten. Die restliche Zubereitung des Trankes verlief ereignislos und am Abend erhielten wir Dosen, die der Schamane abgeschätzt hatte – ich bekam etwa 50 ml.

Der Trank schmeckte nicht gerade köstlich, aber all die, die ihre entheogenen Erfahrungen mit *Péyotl* und *Teonanácatl* schon hinter sich hatten, brachten ihn mit Leichtigkeit runter. Jedem von uns gab man nachher ein Stück Ingwer-Wurzel (*Zingiber officinale*) um den Geschmack wieder loszuwerden. Trotz seiner asiatischen Herkunft war Ingwer in Nordwest-Amazonien als Heilpflanze angenommen worden und von ecuadorianischen Quichuas wurde berichtet, daß sie Ingwersaft für einen Umschlag bei Augenentzündungen nutzen [Schultes & Raffauf 1990]. Dieses Mal erwies sich der Trank fraglos als mächtiges Entheogen. Innerhalb einer Stunde entwickelte ich lebhafte Visionen und Synästhesien mit einer betont auditiven Komponente. Obwohl die mächtigen und charakteristischen Effekte von DMT stark in den Vordergrund rückten (ich hatte bereits zahlreiche Erfahrungen mit dem Rauchen von DMT als freie Base gemacht), gab es eine merkliche Sedierung durch das Harmin und andere *Ayahuasca*-Alkaloide – erstaunt erinnere ich mich gedacht zu haben, daß Schlaf während des DMT *Maelströms* vielleicht möglich gewesen wäre; und in der Tat ermahnte uns der Schamane, uns nicht hinzulegen, damit wir nicht einschlafen. Sehr euphorische und ziemlich mächtige DMT-Wirkungen hielten etwa zwei Stunden lang an; in der ersten auf einem gleichmäßigen Niveau, in der zweiten kam es zu einem sanften Abstieg aus den Baumwipfeln des Reiches von *Sacha Runa* bis auf den Boden von Gæa, und anschließend schlief ich tief und fest.

Obwohl ich keine analytischen Daten zu den drei Tränken hatte, und nur aufgrund der subjektiven Wirkungen urteilen konnte, hatte ich den deutlichen Eindruck, daß reines *Ayahuasca* ein Sedativ/Hypnotikum ist, potentiell nützlich als Tranquilizer, so wie auch harmin-, harmalin- und leptaflorinhaltige *Passiflora*-Arten, die weltweit auf diese Weise gebraucht werden. Ich war auch überzeugt, daß *Ayahuasca*-Tränke in der Tat in der Lage waren, DMT oral wirksam werden zu lassen und daß DMT den stimulierenden, entheogenen Bestandteil der *Ayahuasca*-Tränke ausmacht, die zur quantitativen chemischen Analyse eingereicht wurden. Basierend auf meinen anfänglichen Erfahrungen in Amazonien scheint mir sicher: DMT-reiche Blatt-Beimischungen erhöhen nicht nur die visionäre Kraft der Tränke, sondern man würde, wie die Sharanahua- und Culina-Indianer aus Perú bereits zu Rivier und Lindgren sagten, möglicherweise nichts Interessantes ohne diesen essentiellen Bestandteil oder eine der anderen bekannten entheogenen pflanzlichen Beimischungen zu *Ayahuasca* aus dem Bereich der Solanaceae, Acanthaceae oder Amaranthaceae sehen. Mit dieser Bewertung stand ich nicht alleine da – D.J. McKenna hatte bereits die Schlußfolgerung gezogen, daß "DMT ... wahrscheinlich für die halluzinogenen Wirkungen von *Ayahuasca* verantwortlich ist", und Luna und Amaringo (selbst ein erfahrener *Ayahuasquero*) sagen dazu: "Das Alkaloid, das für die Psychoaktivität des Gebräus verantwortlich ist, ist mit großer Wahrscheinlichkeit Dimethlytryptamin, die Alkaloide in *Banisteriopsis caapi* reichen wohl von der Dosis her nicht aus, um Halluzinationen hervorzurufen" [Luna & Amaringo 1991; McKenna *et al.* 1986]. Die Tatsache, daß von einer "traditionellen Pharmakopoe" von etwa 97 Pflanzen berichtet wurde, die als *Ayahuasca*-Beimischung Verwendung finden (siehe Tabelle I) [McKenna *et al.* 1986], und daß davon mindestens ein Dutzend bekannte entheogene Pflanzen sind, die in vier verschiedene pharmakologische Kategorien fallen, rief bei mir die Vorstellung einer Analogie zu den präkolumbischen mexikanischen *Cacáhuatl*-Tränken wach, die auf wässrigen Extrakten von *Cacaoaquáuitl* oder *Theobroma cacao* basieren. Diesen wurden auch entheogene Pilze und andere heilige Drogen zugefügt, abgesehen von weiteren, mehr prosaischen Medikamenten [Ott 1985]. Ich beschloß den Versuch zu unternehmen, die Pharmakologie DMT-haltiger *Ayahuasca*-

Tränke beim Menschen im Detail zu erhellen.
Ich plante auch Versuche mit *Ayahuasca*-Analogen, die darauf basieren, die *Ayahuasca*-Stämme durch die leicht erhältlichen (und viel potenteren) Harmel-Samen (*Peganum harmala*) zu ersetzen. Daher wandte ich meine Aufmerksamkeit als nächstes dieser Droge zu. Im Rahmen von Versuch 4 nahm ich einen Trank ein, der zubereitet worden war, indem ich 15 Gramm gemahlener Harmel-Samen mit 30 %-igem Limonensaft in Wasser extrahierte (der saure Limonensaft erhöht die Löslichkeit von Alkaloiden in Wasser). Die Samen waren in einem Porzellanmörser handgemahlen worden, anschließend kamen sie mit genügend Limonensaft/Wasser, um sie zu suspendieren, in einen kleinen Topf und wurden unter gelegentlichem Rühren schnell zum Kochen gebracht. Anschließend filterte ich die Suspension mit einem kleinen Kaffee-Filterhalter, so wie er z.B. von *Melitta* angeboten wird, und benutzte dabei einen wiederverwendbaren Goldfilter (Papierfilter funktionieren ebenfalls zufriedenstellend). Die Marc (= das übriggebliebene feste Material) wurde wieder in den Topf gegeben und auf die gleiche Weise, aber mit einer minimalen Menge Limonensaft/Wasser extrahiert, umgerührt und schnell zum Kochen gebracht. Längeres Erhitzen oder den Gebrauch großer Mengen Wasser gefolgt von längerem Erhitzen zwecks Konzentration empfehle ich nicht. Nach der Filtration des zweiten Extraktes wurde eine kleine Menge Wasser benutzt, um den Topf auszuspülen und diese dann über die Marc gegossen. Ich hatte schließlich ungefähr 150 ml Extrakt, der so ähnlich wie ungefilterter Apfelsaft aussah, mit einem etwas unangenehmen, aber nicht unbedingt ekelerregenden Geschmack. Die ganze Extraktionsprozedur dauerte etwa 15-20 Minuten.

Etwa eine Stunde nach Einnahme der Harmel-Samen stand fest, daß sie psychoaktiv sind, und sie bewirkten einen milden sedativen Effekt, der etwa zwei Stunden nach der Einnahme am ausgeprägtesten und nach vier Stunden weitgehend abgeklungen war. Es gab keine visionären oder entheogenen Wirkungen, nur ein leichtes visuelles "Nachziehen", wenn etwas sich vor meinen Augen bewegte. Tinnitus und ein mildes Taubheitsgefühl begleiteten einen verlangsamten Herzschlag, und wenn ich meine Augen schloß, kam es zu leichtem Schwindel. Trotz dieser Sedierung schlief ich unruhig und erwachte am nächsten Morgen mit einem Kater, der den ganzen Tag anhielt. Es gab keine Übelkeit oder übermässig negative Effekte, aber die Erfahrung nahm mich körperlich ziemlich mit und ich hatte kein Verlangen danach, sie zu wiederholen. Sie ähnelte dem Versuch 1 in Ecuador mit DMT-losen *Ayahuasca* und ich schätze, die Dosis könnte zwischen 300 und 1050 mg β-Carboline enthalten haben, wahrscheinlich näher an der oberen Grenze, basierend auf Vergleiche mit den Ergebnissen Naranjos [1967].

Nachdem ich DMT als freie Base aus *Desmanthus illinoensis* isoliert und gereinigt hatte, (die Dünnschicht-chrromatographischen Eigenschaften und der Schmelzpunkt entsprachen denen von synthetischem Material) wandte ich in der Folge meine Aufmerksamkeit Versuchen mit bekannten DMT-Mengen zu. Für Versuch 5 stellte ich einen Extrakt aus 5 g Harmel-Samen (wobei ich die oben beschriebene Prozedur benutzte) her und fügte 100 ml des heißen, sauren Extrakts 20 mg der freien Base von DMT (0,25 mg /kg) hinzu und schlürfte das Ganze sofort hinunter. Die geschätzte Menge von β-Carbolinen war etwa 100-350 mg, oder 1,25-4,38 mg/kg. Dies verursachte eine merkbare Stimulation durch das DMT, ein Gefühl des Lebendigseins und der Erregtheit, das in entschiedenem Kontrast zum Gefühl der Trägheit stand, das der einfache Harmel-Samen-Extrakt in mir hervorgerufen hatte. Jedoch könnte ich nicht behaupten, daß dies tatsächlich eine deutliche DMT-Wirkung war und notierte den Versuch als unterschwellig, was die entheogenen Effekte betraf. Der Versuch erinnerte mich ein wenig an Versuch 2 in Ecuador, aber mit mehr Anregung durch das DMT.

Ich war begierig drauf, mit Versuch 6 fortzufahren, bei dem ich nur 4 Gramm der Harmel-Samen extrahierte, deren Wirkungen ich minimieren wollte, und fügte dieses Mal 30 mg der freien Base von DMT hinzu, entsprechend 0,38 mg/kg (mit einem geschätzten β-Carbolin-Gehalt von 80-280 mg, vermutlich näher am oberen Wert; 1,0-3,5 mg/kg). Dieses Mal gab es deutliche, aber noch an der Schwelle liegende entheogene Wirkungen durch das DMT, die 1 Stunde 10 Minuten nach der Einnahme begannen, sich bis um 1:15 schnell zu einem Höhepunkt aufbauten, bis 2:00 etwa auf gleicher Höhe blieben und bis 3:00 bis auf den Grundwert absanken. Es kam zu lebhaften farbigen Mustern bei geöffneten und geschlossenen Augen, euphorischer Heiterkeit und allgemeiner Anregung vermischt mit der Sedierung durch die Harmel-Samen, die mich wiederholt zum Gähnen zwang. Dies war mehr wie Versuch 3 in Ecuador, aber signifikant weniger potent und ich schätzte auch, daß die orale Potenz von DMT nur halb soviel oder weniger betrug, als wenn es geraucht wird (wobei es wieder zweimal so potent ist, als wenn es i.m. injiziert wird). Allerdings war dies schwierig abzuschätzen, aufgrund der sehr verschiedenen Pharmakodynamik der verschiedenen Einnahmeformen. Somit konnte ich sagen, daß der Schwellenwert für orales DMT in *Ayahuasca* zwischen 0,25 und 0,38 mg/kg liegt, und daß 1,0-3,5 mg/kg β-Carboline den wahrscheinlichen Schwellenwert für MAO-Hemmer darstellt.

Um den β-Carbolin-Schwellenwert geanuer bestimmen zu können, extrahierte ich für weitere Versuche Harmin aus Harmel-Samen und reinigte es in Form des salzsauren

Salzes und erhielt so grünliche Kristalle, die bei 262° C schmolzen. Ich beschloß, den DMT-Gehalt in der Höhe des entheogenen Schwellenwerts von 30 mg zu belassen und meine Serie von *Pharmahuasca* Kapseln mit 30 mg DMT plus 40 mg Harmin (als freie Base) gleichwertig zu 47 mg Harmin-HCl zu beginnen, den Gehalt, den Rivier und Lindgren als Durchschnitt für *Ayahuasca* vom Río Purús gefunden hatten. Für Versuch 7 nahm ich eine Gelatinekapsel ein, die diese Mengen enthielt und fühlte nur wenig, gerade mal eine leichte Wahrnehmung von Aktivität. Aufgrund der Tatsache, daß die Culina- und Sharanahua-Indianer aus dem Gebiet des Río Purús durchschnittlich etwa 60 kg wiegen, und daß deren durchschnittlich 40 mg β-Carboline somit 0,67 mg/kg entsprechen, bereitete ich eine weitere Kapsel mit 30 mg DMT als freie Base plus 63 mg Harmin-HCl oder 54 mg Harmin-Base zu; 0,67 mg/kg für mich. In Versuch 8 nahm ich diese Kapsel ein, fühlte wieder wenig, obwohl ich die Gegenwart des DMTs spüren konnte. Als nächstes erhöhte ich die Menge an Harmin-HCl auf 70 mg (= 60 mg Base, 0,75 mg/kg) und nahm dies in Form einer Kapsel als Versuch 9 zusammen mit 30 mg der freien Base von DMT ein. Jetzt war die Stimulierung durch DMT merkbarer, aber immer noch deutlich unterhalb des entheogenen Schwellenwerts, den ich erlebt hatte, als ich die gleiche Menge DMT mit einem Aufguß von 4 mg Harmel-Samen kombiniert hatte.

Wieder erhöhte ich das Harmin-HCl, diesmal auf 94 mg (= 80 mg Base; 1,0 mg/kg) und nahm diese Menge in Versuch 10 in einer *Pharmahuasca*-Kapsel zusammen mit 30 mg DMT ein. Die Resultate ähnelten dem vorhergegangenen Versuch; eine deutliche Stimulation durch das DMT, etwas intensiver dieses Mal, aber immer noch nicht erreichte es das, was ich als eine entheogene Schwellenwert-Erfahrung charakterisieren würde. Ähnlich verlief Versuch 11, der mit 30 mg DMT plus 117 mg Harmin-HCl (=100 mg Harmin-Base; 1,25mg/kg) leicht intensiver war, was die Stimulation durch DMT betraf, aber immer noch deutlich unter dem Schwellenwert lag, den ich mit 30 mg DMT plus 4 g Harmel-Samen-Aufguß erreicht hatte.

Schließlich erreichte ich in Versuch 12, in dem ich 35 mg DMT als freie Base mit 141 mg Harmin-HCl (=120mg Base; 1,5 mg/kg) kombinierte, die entheogene Stufe. Als ich das DMT auswog, war ein Klümpchen auf die Waage gefallen und hatte das Gewicht auf 35 mg anstatt der bisherigen 30 mg (0,44 mg /kg) erhöht und ich hatte mich entschieden, “den Dingen ihren Lauf zu lassen” und diese Menge zu verwenden. Innerhalb von 45 Minuten nach der Einnahme meiner sechsten *Pharmahuasca*-Kapsel war mir klar, daß der Schwellenwert erreicht werden würde und ich erlebte eine deutliche, aber milde entheogene DMT-Wirkung die sich bis 1:05 nach der Einnahme zu einem

Höhepunkt aufbaute und bis 1:50 gleich blieb, dann ließen die Effekte in der charakteristischen Weise langsam nach und waren 3 Stunden nach der Einnahme weitgehend verschwunden. Die Erfahrung war von vergleichbarer Intensität wie Versuch 6, 30 mg DMT plus ein Aufguß von 4 g *Harmel-Samen*, und beide waren entschieden weniger intensiv als mein Versuch 3 in Ecuador, der offenbar ein höhere Dosis DMT beinhaltet hatte. Daraus schloß ich, daß der Grenzwert, der nötig ist, um eine ausreichende MAO-Hemmung zu erreichen, so daß DMT oral wirksam werden kann, 1,5 mg/kg Harmin ist. Für mich als 80 kg schwere Person betrug der Schwellenwert für eine Wirkung vom *Ayahuasca*-Typ 120 mg der freien Base von Harmin plus 30 mg der freien Base von DMT (1,5 mg/kg des ersten, 0,38 mg/kg des letzteren).

Um dieses Ergebnis zu bestätigen, erhöhte ich in Versuch 13 die Mengen beider Bestandteile auf 188 mg Harmin-HCl (=160 mg Base; 2,0 mg/kg) und 40 mg freie Base DMT (0,5 mg/kg). In der Tat rief dies eine entsprechend stärkere Wirkung hervor, deren erste Anzeichen bereits 20 Minuten nach der Einnahme spürbar waren, der Höhepunkt war nach 1:30 erreicht, blieb bis 2:40 auf gleichem Niveau, hatte nach 3 Stunden deutlich an Wirkung verloren und nach vier Stunden waren keine Wirkungen mehr vorhanden. Trotzdem war dieser Versuch immer noch schwächer in der Wirkung als mein Versuch 3 in Ecuador. Um sicherzustellen, daß das, was ich erlebt hatte, tatsächlich die Wirkung des oral aktivierten DMTs war, führte ich einen Kontroll-Versuch 14 mit 141 mg Harmin-HCl (= 120 mg Base; 1,5 mg/kg) und ohne DMT durch. Dieser bewirkte keine entheogenen Effekte oder Stimulierung, nur eine kaum wahrnehmbare Sedierung vom Harmala-Typ, die noch nach Stunden vorhanden war, aber mild genug, um mich beinahe vergessen zu lassen, daß ich etwas eingenommen hatte. Dies war ein überzeugender Beweis dafür, daß eine kaum wahrnehmbar sedative Harmin-Dosis tatsächlich genügend stark als MAO-Hemmer wirkt, um DMT in den Mengen, die in *Ayahuasca*-Tränken vorhanden ist, zu aktivieren, so daß dies auch bei oraler Verabreichung entheogen wirkt.

Nachdem dies feststand, richtete ich meine Aufmerksamkeit auf *Ayahuasca*-Analoge. Aus Gründen der Klarheit werde ich meine Ergebnisse in logischer, aber nicht notwendigerweise chronologischer Reihenfolge präsentieren; daß heißt, den Rest meiner Experimente werde ich nicht in ihrer zeitlichen Ordnung beschreiben. Ich wandte mich nun wieder Harmel-Samen zu, eine der potentesten und am leichtesten erhältlichen Quellen von β-Carbolinen, und bediente mich der Mitarbeit einiger befreundeter Psychonauten, um einen Vergleichs-Versuch durchzuführen. In Versuch 18 nahmen fünf Personen *Ayahuasca*-Analoge ein, die aus einer festen Menge getrockneter *Psychotria-viridis*-Blätter, aber verschiedenen Mengen von Harmel-Samen bestand. Jeder Trank enthielt einen Extrakt aus 20 g *P. viridis*-Blättern, die aber mit 1, 2, 3 und 4 gr. Harmel-Samen kombiniert waren (zwei Personen erhielten je 4 g Harmel-Samen). Die gemahlenen Samen wurden mit den pulverisierten Blättern kombiniert (in einem Mixer zu einem groben Pulver gemahlen) und zweifach mit 30 %-igem Limonensaft extrahiert, dabei schnell unter Rühren zum Kochen gebracht, so wie bereits beschrieben. Die 20 g Blätter sollten entsprechend den Durchschnittsgehalten aus Tabelle II-B etwa 40 mg DMT erbringen. Aufgrund fehlender Laborgeräte und primitiver Arbeitsbedingungen kam es zu einer offensichtlich unzureichenden Extraktion von DMT aus den Blättern, da nur ein Psychonaut über Visionen berichtete, während die anderen zwar die Stimulierung durch DMT mit Sicherheit wahrnahmen, diese jedoch den Schwellenwert für entheogene Effekte nicht erreichte. Wichtig war, daß wir alle in etwa den gleichen Grad an Aktivität verspürten und die einzige Person, die über Visionen berichtet hatte, hatte den Trank mit 2 g Harmel-Samen eingenommen (ich hatte den Trank mit einem Gramm Samen getrunken). Dies deutet darauf hin, daß es einen ziemlich feststehenden β-Carbolin-Schwellenwert gibt, und daß es keinen Vorteil bringt, die Menge dieser Komponente zu erhöhen; bestimmend für die Stärke ist DMT, wenn erst einmal der Schwellenwert der MAO-Hemmung überschritten wurde. In Übereinstimmung damit setzte ich 3 g Harmel-Samen als Standardmenge für *Ayahuasca*-Analoge fest, um in Anbetracht der bekannten Variationsbreite des Alkaloidgehaltes in Harmel-Samen ausreichenden Spielraum zu lassen. Die Rasse, die ich benutzte, schien am oberen Ende der Stärkeskala angesiedelt zu sein. Ich entschloß mich auch, daß Pflanzenmaterial in Zukunft dreimal zu extrahieren, um eine ausreichende Extraktion der Alkaloide sicherzustellen.

Für Versuch 19 bereitete ich einen Trank zu, indem ich drei Gramm Harmel-Samen dreifach in 30%-igem Limonensaft extrahierte, wobei ich 100 ml Extrakt erhielt (mit einem geschätzten Gehalt von 60-210 mg β-Carboline; durchschnittlich 135 mg oder 1,7 mg/kg), dem ich 40 mg freie DMT-Base hinzufügte (0,5 mg/kg). Die entheogenen Wirkungen des DMT begannen etwa 1:10 nach der Einnahme und erreichten gegen 1:15 ihren Höhepunkt, bis 2:15 blieben sie auf diesem Wert und nahmen dann langsam bis 3:00 ab. Bis zu diesem Zeitpunkt waren die Wirkungen mehr oder weniger verschwunden. Auf einer 5-stufigen Skala der Intensität, wobei 1 für nicht-entheogene Stimulation steht, 2 den entheogenen Schwellenwert repräsentiert, 3 mit einem milden "Trip" korrespondiert, 4 einen mittelstarken "Trip" bezeichnet und 5 einen "Trip" mit temporärem Verlust des Ego repräsentiert, bewertete ich die Stärke der Wirkung dieses Versuchs mit einer guten "3". Im Vergleich dazu steht Versuch 5 mit einer "1"

(20 mg DMT; 0,25 mg/kg) und Versuch 6 mit einer "2" (30 mg DMT; 0,38 mg/kg). Wenngleich Versuch 5 Extrakte mit 5 g *Harmala* und Versuch 6 mit 4 g betraf, erscheint diese Variable nicht signifikant zu sein.

Versuch 20 bestand aus 3 Extrakten von 3 Gramm Harmel-Samen mit 50 mg DMT kombiniert (0,63 mg/kg) und Versuch 21 betraf den typischen Harmel-Samenextrakt, dem 60 mg DMT (0,75 mg/kg) zugefügt worden waren. Während 60 mg DMT eine "4" repräsentierte, lag die Dosis von 50 mg DMT zwischen einer "3" und einer "4". Somit konnte ich eine mehr oder weniger lineare Steigerung der entheogen Potenz feststellen, wenn der DMT-Gehalt erhöht wurde; vom nur stimulierenden (0,25 mg/kg) zum entheogenen Schwellenwert (0,38 mg/kg); bei 0,5 mg/kg bildete sich ein leichter "Trip" aus, bis hin zum mittelstarken "Trip" bei 0,75 mg/kg DMT. Diese Daten werden in Tabelle III-A zusammengefaßt.

TABELLE III-A

Humane Pharmakologie eines Ayahuasca-Analogs (P. Harmala/DMT)

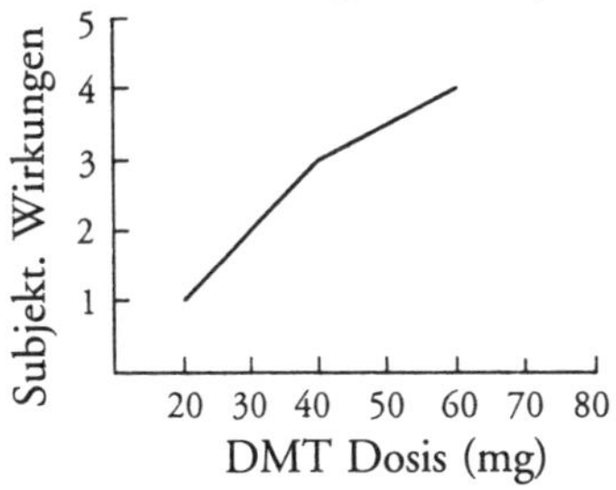

DMT-Menge variabel
Dreifacher Extrakt von
Peganum harmala L. Samen:
[5g, 4g, 3g, 3g, 3g]

Die Ergebnisse meiner sieben Versuche mit *Pharmahuasca*-Kapseln mit verschiedenen Mengen Harmin von 40 mg bis 160 mg (0,5 bis 2,0 mg/kg) sind in Tabelle III-B aufgeführt. Mit Ausnahme der letzten beiden Versuche (Versuche 12 und 13) wurde die Menge an DMT konstant bei 30 mg (0,38 mg/kg) gehalten.

Bei meinem ersten Versuch mit *Ayahuasca* nur aus Analogen (ausschließlich aus nichttraditionellen Bestandteilen zusammengesetzt) experimentierte ich mit Harmel-Samen in Kombination mit der Wurzelrinde von *Desmanthus illinoensis.* Von Wurzeln der "Illinois bundleflower" war kürzlich berichtet worden, sie enthielten 0,18 % DMT plus 0,06 % inaktivem N-Monomethyltryptamin (MMT) [Thompson *et al.* 1987]. Nahezu die gesamten Tryptamine waren in der Rinde der Wurzeln konzentriert, die etwa die Hälfte des Gewichts der getrockneten Wurzeln ausmachte. Für Versuch 15 kombinierte ich 4 g gemahlene Harmel-Samen mit 27,6 g gemahlenen *Desmanthus illinoensis* Wurzeln, die nach Berechnungen etwa 50 mg DMT enthalten sollten. Das Material wurde dreifach mit 100 ml kochendem 30 % Limonensaft extrahiert, wobei jedesmal gefiltert wurde. Der resultierende Trank von etwa 250 ml wurde getrunken und ergab bei mir einen mild stimulierenden DMT-Effekt, der unter dem Schwellenwert lag.

TABELLE III-B

Humane Pharmakologie von Ayahuasca-Kapseln (Harmin-variabel)

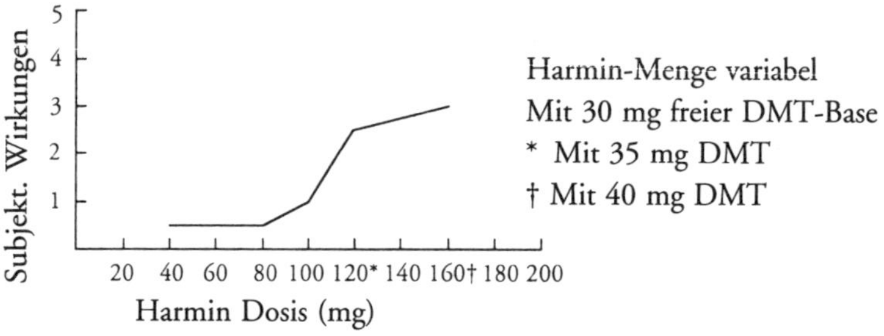

Entsprechend verdoppelte ich für Versuch 16 die Menge an *D. illinoensis*-Wurzel auf 57,6 g, deren Rinde gemahlen und mit 4 g gemahlener *P.* Harmel-Samen kombiniert und dann dreifach, wie oben beschrieben, extrahiert wurde. Dieses Mal ergab das *Ayahuasca*-Analog einen deutlichen entheogenen DMT-Effekt um 0:30, der sich bis 1:15 zu einem Höhepunkt aufbaute, der dann 30 Minuten auf diesem Niveau blieb. Zwei Stunden nach der Einnahme waren die Wirkungen merkbar abgeklungen und nochmals eine Stunde später waren sie vollständig verschwunden. Die Stärke lag beim Schwellenwert entheogener Effekte, vergleichbar dem Versuch 12. Offensichtlich wies die Sorte von *D. illinoensis*, die ich in der Hand hatte (und die auf dem kommerziellen Kräutermarkt gekauft worden war) einen etwas niedrigeren Tryptamin-Gehalt auf, als die Sorte, die 1987 analysiert worden war. Um zu demonstrieren, daß es möglich ist, massivere entheogene Wirkungen durch dieses *Ayahuasca*-Analog zu erhalten, führte ich Versuch 22 durch. Ich bereitete (mittels der Standardprozedur) einen Extrakt aus 3 g gemahlenen *P. harmala* Samen plus 50 g gemahlene Wurzelrinde von *D. illinoensis* zu (eine andere Sorte; äquivalent zu 85 g der ganzen getrockneten Wurzel; getrocknete gemahlene Wurzelrinde ist nunmehr im Handel erhältlich). Dieser Trank rief eine etwas stärkere, deutlich wahrnehmbare, aber immer noch im Bereich des Schwellenwerts liegende entheogene Wirkung mit der typischen Pharmakokinetik hervor. Für den Versuch 24 erhöhte ich die Menge an Wurzelrindenpulver von *D. illinoensis* auf 60 g, äquivalent zu einer Menge von ungefähr 100 g getrockneter Wurzel. Dieser Trank bewirkte einen potenteren DMT "Trip", wiederum mit der typischen Latenzperiode am Anfang, der charakteristischen Dauer des anhaltenden Höhepunkts und der gesamten Erfahrung. Ich entschloß mich, ein weiteres *Ayahuasca*-Analog herzustellen, und verwendete wieder *Peganum harmala* als Quelle für die β-Carboline, dieses Mal jedoch in Kombination mit Blättern von *Acacia phlebophylla* als Quelle der Tryptamine. Vor 25 Jahren war berichtet worden, daß die Blätter dieser australischen Akazie etwa 0,3 % DMT enthalten, etwa die doppelte Konzentration, die sich in den Wurzeln von *Desmanthus illinoensis* findet und etwa in der Mitte zwischen den traditionellen amazonischen Blätter-Beimischungen *Diplopterys cabrarena* und *Psychiotria* spp. (siehe Tabelle II-B) [Rovelli & Vaughan 1967]. In dem Nachrichtenbrett *alt.drugs* des internationalen Computernetzes Internet gab es bereits eine Mitteilung, in der ein entheogenes *Ayahuasca*-Analog beschrieben worden war. Dazu war "ein gehäufter Teelöffel gemahlener Harmel-Samen" einfach geschluckt worden und zehn Minuten später wurde ein Aufguß einer nicht näher spezifizierten Menge *Acacia phlebophylla*-Blätter getrunken [Greenwood 1993]. Der mutige Psychonaut charakterisierte dies als "nichts weniger als die erstaunlichste und intensivste Erfahrung, die ich bis dahin in meinem Leben gemacht habe". Für den Versuch 23 bereitete ich einen Trank zu, indem ich 3 g gemahlenen *P. harmala* Samen zusammen mit 20 g gemahlenen *A. phlebophylla*-Blättern dreifach extrahierte. Die resultierenden 150 ml Trank erzeugten eine schnell einsetzende DMT-Wirkung mäßiger Stärke, die nach 0:30 begann und gegen 1:00 ihren Höhepunkt erreicht hatte, dann eine halbe Stunde auf dieser Ebene anhielt, und zwei Stunden langsam bis zum Erreichen des Normalzustandes gegen 3:30 absank. In der Stärke war dieser Versuch meinem Versuch 21 mit 60 mg purem DMT vergleichbar, der DMT-Menge, die man in 20 g *Acacia-phlebophylla*-Blätter erwarten würde.

GLEICHZEITIGE VERSUCHE UND BESTÄTIGENDE DATEN

Gleichzeitig verlaufende psychonautische Experimente von zahlreichen Kollegen haben meine *Pharmahuasca*-Studien bestätigt und erweitert. Sie verwendeten sowohl Harmalin als auch 6-Methoxy-Harmalan anstatt von Harmin als Enzymhemmer und benutzten weiterhin 5-MeO-DMT und das künstliche N,N-Diathyltryptamin (DET) [Ott 1993] anstelle von DMT als entheogenen Inhaltsstoff. Diese Experimente, die weiter unten noch näher ausgeführt werden, zeigten ein Aktivitätsmuster, das zu dem, das ich bereits festgestellt hatte, konsistent war.

Der amerikanische Neurochemiker J.C. Callaway hatte unabhängig von mir gleichzeitig eine eigene Serie psychonautischer Experimente durchgeführt. Callaway hatte sich mit dem Säugetier-Metabolismus endogener Tryptamine und β-Carboline beschäftigt und eine Hypothese entwickelt, welche die Träume als nächtliche Interaktion von Tryptaminen und β-Carbolinen erklärt, was wir "endogenes *Ayahuasca*" oder *Endohuasca* nennen könnten [Callaway 1988, 1993]. Callaway stellte mir freundlicherweise die Notizen zu seinen *Pharmahuasca*-Studien zur Verfügung, einschließlich der Unterlagen zu einem Experiment, das er *am gleichen Tag* durchgeführt hatte, wie ich meinen Versuch 12 (mein erster *Pharmahuasca*-Versuch, der bei mir eindeutige *Ayahuasca*-ähnliche Wirkungen hervorrief). Callaway nahm eine *Pharmahuasca*-Kapsel ein, die 10 mg 5-MeO-DMT und 70 mg Harmalin als freie Base gerechnet enthielt (äquivalent zu 1,2 mg/kg Harmalin, ähnlich dem Gehalt, den Bigwood als aktiv herausgefunden hatte). Da 5-MeO-DMT geraucht ungefähr viermal potenter als DMT ist [Ott 1993], sollte Callaways Dosis dieses Inhaltsstoffes etwa 40 mg DMT oder 0,69 mg/kg entsprechen. Callaway verspürte die ersten Wirkungen nach 18 Minuten und ausgeprägt psychoaktive Wirkungen nach 45 Minuten, die sich gegen 1:25 zu einem Höhepunkt steigerten, auf diesem Plateau bis 1:58 gleich blieben und dann abnahmen [Callaway 1992]. Wir können aus diesem Versuch schließen, daß Harmalin ein etwas aktiverer MAO-Hemmer ist als Harmin, was durch biochemische Daten bestätigt wird [McKenna *et al.* 1984a]. Darüber hinaus können wir schließen, daß 5-MeO-DMT das DMT als entheogenen Bestandteil in *Ayahuasca* ersetzen kann. Genauso wie gerauchtes 5-MeO-DMT etwa vier mal potenter ist als gerauchtes DMT, scheint es auch so zu sein, daß es ebenfalls oral in Kombination mit β-Carbolinen die vierfache Aktivität zeigt. Callaway berichtete über keine farbigen Visionen; dies spiegelt wiederum die Wirkung gerauchten 5-MeO-DMTs wieder – diese Verbindung wird oft mit DMT "ohne den Film" verglichen. Ein europäischer Forscher, M. Markus, fand auch heraus, daß 5-MeO-DMT "halluzinatorische Wirkungen" in oraler Kombination mit Harmin, Harmalin, oder 6-Methoxy-Harmalan in *Pharmahuasca*-Kapseln hervorruft [Leuner & Schlichting 1989].

Ein weiterer Kollege hat davon unabhängig psychonautische Experimente mit Harmalin als Enzymhemmer durchgeführt und dabei sowohl DMT als auch DET als entheogene Wirkstoffe benutzt. Es muß bermerkt werden, daß das Harmalin-Hydrochlorid, daß von diesem Forscher benutzt worden war, sich bei einer späteren Analyse als Mischung von zwei Teilen Harmalin mit einem Teil Harmin erwies (siehe Anmerkung 14). Nachdem er festgestellt hatte, daß 175 mg Harmalin-Hydrochlorid (äquivalent zu 146 mg Base oder 2,25 mg/kg) nur ein leichtes Sedativum war, fuhr dieser Psychonaut fort, indem er 150 mg Harmalin (130 mg Base, 2,0 mg/kg) mit einer vergleichbaren Menge DET als freie Base mischte (2,3 mg/kg), einem kurzwirkenden Tryptamin, das *via* Rauchen oder *per* Injektion verabreicht, etwa gleich potent wie DMT ist. In allen Versuchen dieser Serie wurde das Tryptamin 10 bis 20 Minuten nach dem β-Carbolin eingenommen. Diese Menge war "zweifelllos eine Überdosis" mit erheblichen entheogenen Wirkungen die um den Zeitpunkt 1:30 begannen und einige Stunden anhielten (DET wirkt normalerweise wesentlich länger als DMT; etwa 2 Stunden anstatt 10 Minuten ... ein Europäischer Kollege hat in ähnlicher Weise über"sehr starke Wirkungen" berichtet, die nach der Einnahme einer *Pharmahuasca*-Kapsel auftraten, die aus 150 mg Harmin-HCl in Kombination mit 60 mg DET zubereitet worden war). Der mutige Psychonaut machte weiter, indem er nun mit DMT experimentierte. 50 mg Harmalin-Hydrochlorid (43 mg Base; 0,66 mg/kg) kombiniert mit 60 mg DMT (0,92 mg/kg) empfand er als inaktiv. Die Mengen wurden auf 100 mg Harmalin-HCL (86 mg Base; 1,32 mg/kg) und 120 mg DMT (1,85 mg/kg) erhöht und riefen eine entheogene Wirkung hervor, die um 1:20 begann, rasch anstieg, um 2:30 nachzulassen begann, und gegen 4:00 im wesentlichen vorbei war. Dieser Psychonaut fuhr dann fort, indem er die Menge an DMT in aufeinanderfolgenden Tests auf 80 mg (1,23 mg/kg) und dann auf 35 mg (0,54 mg/kg) verringerte, jeweils in Kombination mit 150 mg Harmalin-Salz (130 mg Base, 2,0 mg/kg). Beide Dosen brachten wieder entheogene Wirkungen hervor. In fünf Tests fand der Psychonaut heraus, daß 1,32-2,0 mg/kg der Harmalin/Harmin-Mischung ausreichten, um Tryptamine zu aktivieren. 0,66 mg/kg waren dazu nicht in der Lage, sogar nicht in Kombination mit 60 mg DMT, weit mehr, als jemals in einer Dosis *Ayahuasca* gefunden worden war und mit 0,92 mg/kg nahezu das dreifache der Tryptamin-Schwellendosis, die ich bereits festgestellt hatte. Diese Tests bestätigten somit meine Ergebnisse, daß es einen feststehenden Schwellenwert für β-Carboline gibt, ab dem der *Ayahuasca*-Effekt auftritt.Wie es bei Callaway der Fall war, zeigten die Tests, daß der Harmalin-Schwellenwert etwas niedriger sein kann, als der für Harmin, also 1,2-1,32 mg/kg in diesen Studien, aber damit doch nahe an den 1,5 mg/kg, die ich für Harmin festgestellt hatte.

Ein weiteres interessantes Ergebnis dieses Psychonauten war, daß 250 mg Harman-Hydrochlorid (äquivalent zu 209 mg Base oder 3,2 mg/kg) als MAO-Hemmer in *Pharmahuasca* unwirksam war, wenn es mit 35 mg DMT (0,54 mg/kg; ein aktiver Bereich) kombiniert wurde. Dies ist überraschend, da Harman sich in *in vitro* Tests der MAO-Hemmung etwa so aktiv wie Harmalin und Harmin zeigte. Dies ist als *caveat* von Nutzen – es ist nicht immer möglich, Testergebnisse aus dem Laboratorium auf die wirkliche Welt zu übertragen, oder von einer botanischen Art auf die andere (siehe Tabelle

IV-A, Anmerkung 1). Yohimbin-Hydrochlorid zeigte sich als *Pharmahuasca*-MAO-Hemmer ebenfalls unwirksam; sowohl bei einer Dosis von 54 als auch bei 80 mg in Kombination mit 60 und 120 mg DMT.

In dieser psychonautischen Serie waren zwei einleitende Versuche mit 150 mg Harmalin-Salz (130 mg Base; 2,0 mg/kg) in Kombination mit 60 und 100 mg Meskalin-Hydrochlorid (51 und 86 mg Base oder 0,78 und 1,32 mg/kg) von besonderem Interesse. Im ersten Fall gab es mit Bestimmtheit unterschwellige Meskalin-Wirkungen und im zweiten Fall wurde eine deutliche Schwellenwirkung von Meskalin verspürt. Meskalin wirkt für sich alleine in Dosen von 3,0-5,0 mg/kg entheogen und dieses Experiment weist darauf hin, daß *Peyohuasca* möglich ist – eine entschiedene Potenzierung des zu schwachen Meskalins mit β-Carbolinen. Ich hatte das bereits vermutet, da die Sharanahua-Indianer aus Perú ihrem *Ayahuasca* Stücke von *Opuntia*-Kakteen zufügen, um die “Wirkung sehr stark zu machen” (siehe auch die Seiten 28-29) und von zahlreichen *Opuntia*-Arten weiß man, daß sie geringe Mengen von Meskalin aufweisen, die jedoch ohne eine Potenzierung pharmakologisch insignifikant sind [Ott 1993]. Diese Ahnung wurde somit experimentell bestätigt. Seltsamerweise hat sich der Mythos, daß β-Phenäthylamine wie Meskalin mit β-Carbolinen eine potentiell tödliche Kombination ergeben, in der Drogen-“Szene” verbreitet. Dies ist ganz klar nicht der Fall, wie das oben zitierte Experiment unterstreicht (dieser Psychonaut hatte ebenfalls β-Carboline mit dem künstlichen β-Phenäthylamin 2,4,5-Trimethoxy-β-phenäthylamin kombiniert, aber das führte kaum zu Wirkungen). Zum Beispiel hatte Callaway gewarnt, daß die Einnahme einer solche Kombination “in lebensbedrohlichen Zuständen enden könnte” [Callaway 1993]; Die Bestätigung, daß es dafür nicht den geringsten Beweis gibt erhielt ich, indem ich den Experten für Phenäthylamine, Alexander T. Shulgin [1993] befragte. Dieser Mythos resultiert offensichtlich aus einer Verwechslung zwischen diätetischen Einschränkungen, die richtigerweise mit dem langdauernden medizinischen Gebrauch irreversibler MAO-Hemmer einhergehen, und den dazu in überhaupt keinem Zusammenhang stehenden, rein spirituell und nicht pharmakologisch begründeten diätetischen Einschränkungen, die *manchmal* mit dem Gebrauch von *Ayahuasca* in Amazonien verknüpft sind. Nach der Untersuchung der Verwendung medizinischer MAO-Hemmer und derem Potential als Aktivatoren in *Pharmahuasca* werden wir noch einmal auf diesen Punkt zurückkommen.

MEDIZINISCHE MAO-HEMMER UND PHARMAHUASCA

MAO-Hemmer werden in der Medizin typischerweise im Rahmen einer Langzeittherapie häufig als Anti-Depressiva genutzt, wobei täglich irreversible Hemmer verabreicht werden. Um festzustellen, ob medizinische MAO-Hemmer brauchbare Komponenten von *Pharmahuasca* sein könnten, entschloß ich mich, DMT mit dem pharmazeutischen MAO-Hemmer Isocarboxazid (5-Methyl-3-isoxazol carboxysäure-2-benzylhydrazid) oder *Marplan®* zu kombinieren. Dieses Medikament wird für gewöhnlich in Dosen von 30mg täglich gegeben (einmal, oder dreimal 10 mg) und die daraus resultierende andauernde Erhöhung von Serotonin im Gehirn folgt auf eine Latenzperiode von einigen Tagen bis hin zu einigen Monaten und bleibt für die gleiche Zeit nach dem Absetzen des Medikaments bestehen. Euphorische Reaktionen auf diese Behandlung sind selten und werden als unerwünschte Nebenwirkungen betrachtet! Für Versuch 17 nahm ich 30 mg *Marplan®* in drei 10 mg Dosen um 9:00, 14:00 und 19:00 Uhr ein und eine Stunde nach der letzten Dosis nahm ich 30 mg der freien Base von DMT in einer Kapsel ein. Eine milde, aber doch bestimmte DMT-Wirkung begann 35 Minuten nach der Einnahme der Kapsel einzusetzen, die Wirkung baute sich bis zu ihrem Höhepunkt um 1:10 auf, blieb bis 1:40 auf dieser Ebene, und nahm in der folgenden Stunde wieder ab. Somit ist es in der Tat möglich, *Pharmahuasca* aus medizinischen MAO-Hemmern zu machen, zumindest aus *Marplan®* Diese Substanz, die ein irreversibler MAO-Hemmer ist (im Gegensatz zu den β-Carbolinen, die reversibel sind) scheint darüber hinaus die mehrfache Potenz natürlicher *Ayahuasca*-Alkaloide zu besitzen.

Dieses Ergebnis steht im Gegensatz zu einem drei Dekaden zuvor durchgeführten Versuch, in welchem DMT verabreicht worden war, nachdem man mit Hilfe des medizinischen MAO-Hemmers Iproniazid oder *Marsilid®* (1-Isonicotinyl-2-iso-propylhydrazin) dauerhafte MAO-Hemmung hervorgerufen hatte. Diese Substanz war urspünglich als Anti-Tuberkulose-Wirkstoff verwendet worden, und 1952 hatte man beobachtet, daß es bei einigen Patienten als Stimulans wirkte, ein Effekt, den man später seiner Effizienz als MAO-Hemmer zuschrieb. In diesem Fall waren die Versuchspersonen vier Tage lang täglich mit 100 mg Iproniazid vorbehandelt worden. Nach zwei medikamentenfreien Tagen (um direkte Wirkungen des Iproniazids auszuschliessen, während die MAO-Hemmung anhalten würde) gab man den Versuchspersonen 0,35-0,83 mg/kg DMT *via* intramuskulärer Injektion [Sai-Halasz 1963]. Paradoxerweise erlebten die Versuchspersonen verminderte DMT-Wirkungen, verglichen mit einem vorhergegangenen Versuch, in dem man ihnen die Droge ohne MAO-Hemmung gegeben hatte, und "hatten ein seltsames Gefühl einer veränderten Persönlichkeit", welches die Forscher mit den Symptomen, die einem psychotischen Ausbruch vorhergehen, verglichen. Natürlich war dies kein *Pharmahuasca*-Experiment und betraf die Wirkungen der MAO-Hemmung von *injiziertem* DMT. Dieser Versuch war durchgeführt worden, um den Befund weiterzuverfolgen, daß die Vorbehandlung mit dem potenten Serotonin-Antagonisten Methysergid oder UML-491 (1-Methyl-*d*-lysergssäure-butonolamid, Details zu diesem LSD-Analog siehe Ott 1993), der unter dem Handelsnamen *Sansert*® bekannt ist, eine "starke potenzierende Wirkung" auf DMT hatte [Sai-Halasz 1962]. Den gleichen Versuchspersonen war 1-2 mg "Antiserotonin" (*Sansert*®) oral (oder 0,5 mg intramuskulär; beide Dosen unterhalb des entheogenen Schwellenwerts dieser Droge) 30-40 Minuten, bevor ihnen 0,81-0,89 mg/kg DMT injiziert worden war, verabreicht worden (die gleiche Dosis, die sie bereits vorher pur erhalten hatten – einigen der Versuchspersonen waren bei dieser zweiten Gelegenheit 50-80 % dieser DMT-Dosis nach Vorbehandlung mit *Sansert*® gegeben worden). Sogar die verminderte Dosis wurde zusammen mit der Vorbehandlung mit *Sansert*® als stärker erlebt, während die meisten von denen, die mit und ohne *Sansert*® die gleichen Dosen erhalten hatten, "eine intensive Verstärkung der Symptome" wahrnahmen. Natürlich wirkt *Sansert*® für sich selber bereits entheogen, aber die Schwellendosis für diese Wirkungen liegt deutlich über den Dosen, die in diesem Experiment verwendet wurden. Es scheint, daß Serotonin-Hemmung die Wirkung injezierten DMTs hemmt, während man von MAO-Hemmung eher erwarten würde, daß sie den Serotonin-Spiegel im Gehirn erhöht. In all diesen Fällen sind diese Versuche kaum auf *Ayahuasca* anwendbar, wo die eigentliche MAO-Hemmung im Verdauungstrakt stattfindet und nicht im Gehirn, und es so ermöglicht, daß DMT in den Blutstrom aufgenommen wird, und somit seinen Weg zum Gehirn findet. Auf der anderen Seite könnte das Ergebnis, daß ein MAO-Hemmer die Aktivität injizierten DMTs *verminderte* (und daß es die Serotonin-*Hemmung* war, und nicht die *Erhöhung* des Serotonin-Spiegels im Gehirn, die die Wirkung des DMT verstärkte) für die Pharmakologie von *Ayahuasca* von Bedeutung sein. Es ist zumindest denkbar, daß, während die MAO-Hemmer in *Ayahuasca* es dem DMT ermöglichen, die Unbilden des Verdauungstrakts zu überleben und es somit oral aktivieren, sie auf der anderen Seite einen *Anti*-DMT-*Effekt* im Gehirn haben könnten, der helfen würde, zu erklären, warum orales DMT viel weniger wirksam ist, als gerauchtes DMT. Auf der anderen Seite hatten Gracie und Zarkov [1985] berichtet, daß DMT durch vorher gerauchte β-Carbolin-angereicherte Pflanzenextrakte potenziert worden war. Aber dieser Versuch betraf das Rauchen, nicht die Einnahme der Alkaloide, wie es bei *Ayahuasca* der Fall ist, und ist somit hier nicht anwendbar. So ist nicht nur der sedative Effekt der β-Carboline unerwünscht, sondern es gibt zumindest auch Gründe für den Verdacht, daß diese Verbindungen einen paradoxen antagonistischen Effekt auf DMT im Gehirn haben. Die Lektion daraus ist, daß der β-Carbolin-haltige Teil von *Ayahuasca* minimiert werden sollte; wir somit ironischerweise weniger *Ayahuasca* in unserem *Ayahuasca* brauchen!

Es sollte auch darauf hingewiesen werden, daß einige Tryptamine selber MAO-Hemmer sind. Bei beiden, sowohl α-Methyltryptamin (oder IT-290) als auch α-Ethyltryptamin (oder Etryptamin) wurde festgestellt, daß sie als MAO-Hemmer die gleiche Potenz wie Iproniazid haben [Grieg *et al.* 1959], wobei Etryptamin in den 50er Jahren zusammen mit Iproniazid als medizinischer MAO-Hemmer verwendet wurde, bevor spezifischere und weniger toxische Wirkstoffe entdeckt wurden. IT-290 ist in Dosen von 20 mg ein langwirkendes Stimulans, wohingegen Etryptamin eine kürzere Wirkdauer bei einer Dosierung von 150 mg hat [Ott 1993; Shulgin & Shulgin 1994]. Es ist wahrscheinlich, daß es eine orale Synergie zwischen jeder dieser beiden Substanzen und DMT gibt. DMT und 5-MeO-DMT zeigen schwache MAO-hemmende Wirkung [McKenna *et al.* 1984b].

Im Rahmen einer aufsehenerregenden neueren Entwicklung hatte man eine Sprungmutation (deren Resultat das Verschwinden eines Glutamin-Restes am Ende der Aminosäurenkette des Enzyms ist, das von einem Abschnitt des Gens codiert wird) in jenem Gen, das die Monoaminooxidase beim Menschen codiert und so zu einem angeborenen "vollständigen und selektiven Mangel an Aktivität der Monoamonooxidase A" führt, mit "einem Syndrom grenzwertiger geistiger Zurückgebliebenheit und abnormalen Verhaltens" in Verbindung gebracht, das "impulsive Aggression, Brandstiftung, versuchte Vergewaltigung und Exhibitionismus" einschloß (MAO-A ist einer von zwei Arten von MAO; von Harmalin konnte man zeigen, daß es MAO-A hemmt) [Brunner *et al.* 1993; McKenna & Towers 1984]. Obwohl medizinische MAO-Hemmung nicht mit Aggression korreliert, tut dies dieser angeborene lebenslange Mangel an MAO-Aktivität mit Sicherheit, wenngleich sich nur bei männlichen Personen, die diesen genetischen Defekt haben, die angeborene MAO-Hemmung und die daraus folgende geistige Behinderung und die Aggression manifestieren. Es scheint sehr wahrscheinlich, daß bei Männern, die diesen genetischen Defekt aufweisen, DMT und andere kurzwirkende Tryptamine oral wirksam sein würden, ganz ohne begleitende Verabreichung von MAO-Hemmern. Dies ist mit Sicherheit *Endohuasca*, oder vielleicht angemessener, *Congenihuasca* und es wäre interesssant, im Licht von Callaways *Endohuasca*/Traum-Visions-Hypothese entsprechende Traumforschungen mit dieser Patientengruppe durchzuführen.

Es gibt schon seit langer Zeit Versuche, Psychosen mit fehlerhaftem Gehirnstoffwechsel in Verbindung zu bringen. Obwohl DMT schon früh in diese "Indol-Hypothese" oder "endogene Psychotogen"-Theorie [Ott 1993] einbezogen war, ließen sich harte Fakten dazu nur schwer finden. Hier konnte nun zum ersten Mal festgestellt werden, daß eine erbliche Single-Point-Mutation (d.h. die Veränderung einer einzigen Base in der DNS) zur Biosynthese nichtfunktionaler Monoaminooxidase-Enzyme und in der Folge zu pathologischem Verhalten und zu geistigen Defiziten führt, offensichtlich als Resultat eines gestörten Gehirnstoffwechsels in der Art von *Ayahuasca* von Neurotransmittern.

Die psychonautische *Pharmahuasca*-Forschung ist so weit von der wissenschaftlichen Hauptrichtung entfernt, daß nahezu drei Dekaden vergehen mussten, bis die von niemandem unterstützten und unabhängigen Wissenschaftler im geheimen "Untergrund" die Enzym-Hemmer-Theorie der *Ayahuasca*-Pharmakologie auf die Probe stellten. Diese Forschung kann nun paradoxerweise für sich verbuchen, daß sich bald herausstellen könnte, daß genau sie im eigentlichen Mittelpunkt der Erforschung der Biochemie des Bewußtseins und der Genetik der pathologischen Gehirnfunktionen stehen sollte!

Es ist noch der Erwähnung wert, daß eine nur von privat geförderte Forschergruppe die Biochemie und Phamakologie von *Ayahuasca* bei einer Gemeinschaft von Langzeitbenutzern in Brasilien (Mitglieder der *União do Vegetal*, siehe Kapitel vier) untersucht und die erzielten Resultate mit denen einer altersentsprechenden Kontrollgruppe vergleicht [McKenna 1993]. Ein Ziel dieses Projekts ist es, den langdauernden Gebrauch von *Ayahuasca* zu bekannten therapeutischen Anwendungsgebieten der MAO-Hemmung durch chronischen Gebrauch solcher Medikamente wie *Marplan*® in Beziehung zu setzen. Somit steht die *Ayahuasca*-Forschung nicht nur am neurowissenschaftlichen Scheitelpunkt, sondern die reversible MAO-Hemmung in *Ayahuasca* könnte sich als praktikable und weniger giftige Alternative zu den schädlichen Verbindungen erweisen, die derzeit medizinische Verwendung finden!

DIÄT UND MAO-HEMMER: EIN ÜBERRASCHENDES CAVEAT

Wie schon oben einmal erwähnt, wird die Verabreichung der irreversiblen MAO-Hemmer, die in der Medizin verwendet werden, von diätetischen Beschränkungen begleitet. Da diese Medikamente die Kapazität des Gehirns verringern, Monoamine zu verstoffwechseln, fand man, daß die Zufuhr bestimmter Lebensmittel, insbesondere die, die reich an Tyramin (4-Hydroxy-β-phenäthylamin) sind, in der Diät stark beschränkt werden muß, um toxische Interaktionen zu vermeiden, die zu Bluthochdruck, Kopfschmerzen, Übelkeit, ja sogar zu intrakraniellen Blutungen führen können. Somit müssen tyraminreiche Lebensmittel wie Leber und Hefe und fermentierte Lebensmittel wie Käse, Wein, Bier usw. aus dem Speiseplan von Patienten, die irreversible MAO-Hemmer erthalten, entfernt werden.

Zufälligerweise finden sich in der Literatur über den *Ayahuasca*-Schamanismus in Südamerika Hinweise auf zahlreiche diätetische Beschränkungen, denen der *Ayahuasquero*-Novize unterliegt [Luna 1984a, 1984b]. Diese Diät soll nur aus Bananen und bestimmten Fischen bestehen – Zucker, Salz, *Chile* und andere Gewürze sind gewöhnlich verboten, so wie auch Fleisch und Alkohol. Des weiteren ist sexuelle Enhaltsamkeit ein wichtiger Bestandteil der Vorbereitung auf *Ayahuasca*. Die Tatsachen, daß diätetische Beschränkungen aus pharmakologischen Gründen ein fester Bestandteil der Therapie mit MAO-Hemmern sind, und daß diätetische Beschränkungen auch mit dem Gebrauch von *Ayahuasca* in Amazonien verbunden sein können, hat einige Forscher zu der Schlußfolgerung veranlaßt, daß die amazonischen Diät-Beschränkungen einen ähnlichen pharmakologischen Grund haben. Untersucht man jedoch die Liste von Lebensmitteln, die einem *Ayahuasquero* in Amazonien verboten sind, wird klar, daß dies eine trügerische Äquivalenz ist – offensichtlich sind die amazonischen Beschränkungen Teil einer milden "reinigenden" Diät, wie sie gewöhnlich mit dem traditionellen Gebrauch von Entheogen auch anderswo verküpft ist, zum Beispiel beim Gebrauch psilocybinhaltiger Pilze in México [Wasson 1980; Wasson & Wasson 1957]. Die gleichzeitige Beschränkung sexueller Aktivität, die auch mit dem Pilzgebrauch in México verknüpft ist, betont nachdrücklich, daß die amazonischen Beschränkungen von spiritueller und nicht von pharmakologischer Bedeutung getragen werden. Die reversible MAO-Hemmung durch *Ayahuasca* hat andere Substrat-Spezifikationen als medizinisch irreversible MAO-Hemmer, eine sehr verschiedene Pharmakokinetik [McKenna & Towers 1984] und ist ein gutes Stück weniger toxisch. In der Tat habe ich im Anschluß an zahlreiche meiner *Ayahuasca*-Analog Experimente mit Absicht Käse-Sandwiches gegessen, diese mit Bier heruntergespült und das Ganze mit Schokolade (eine potentiell reiche Quelle von β-Phenäthylamin: Ott 1985) beschlossen, ohne auch nur die geringsten negativen Wirkungen dabei zu spüren. Es ist möglich, daß die vorübergehende MAO-Hemmung der β-Carboline in *Ayahuasca* nachgelassen hat, oder sogar zum größten Teil verschwunden ist, wenn die Wirkung von DMT vorbei ist, aber die Vorsicht gebietet, Käse, Wein oder Bier nicht während des "Trips" einzunehmen. Im allgemeinen ist es eine gute Idee, eine kurze Zeit vor der Einnahme von *Ayahuasca* oder anderen Entheogenen zu fasten. Nicht nur, daß manche dieser Drogen bei einigen Leuten Übelkeit hervorrufen, sondern das Gefühl eines prallgefüllten Bauchs ist einer, sagen wir mal "höheren *Chakra*-Erfahrung", nicht gerade förderlich. Dieser spirituelle Faktor erklärt die diätetischen Beschränkungen, die mit *Ayahuasca* und vielen anderen Entheogenen verbunden sind, und so ziemlich gar keine Beziehung zu den 'zufälligen' diätetischen Beschränkungen, die mit medizinischer MAO-Hemmung verknüpft sind, haben. Im Falle von *Ayahuasca möchte* man ja schließlich gerade diesen gestörten Monoamino-Stoffwechsel mit Bezug auf DMT *erreichen*, die die Restriktion von Tyramin in der Diät *vermeiden* soll; und wir dürfen nicht vergessen, daß gelegentliche euphorische Reaktionen auf medizinische MAO-Hemmer als *negative* Nebenwirkungen der Therapie betrachtet werden!

Das unerwartete *Caveat* ist nicht, daß Phenäthylamine in *Ayahuasca* gefährlich sind; wir wissen, daß das nicht der Fall ist. Das *Caveat* hier ist es, sehr darauf zu achten, nicht weiter zu gehen als die Daten es zulassen, und keine voreiligen Schlußfolgerungen zu ziehen. Das bezieht sich auch auf die Daten über *Ayahuasca* und *Pharmahuasca*, die in diesem Buch aufgeführt sind. Wir haben nur 25 Datenangaben über die Chemie der *Ayahuasca*-Lianen, 15 von *Ayahuasca*-Blätter-Beimischungen, und auch nur 16 Analysen von *Ayahuasca*-Tränken. Im Fall von *Pharmahuasca* haben wir etwa drei Dutzend Datengaben einer kleinen Handvoll von Psychonauten. Ich habe aus diesen Daten herausgeholt, was möglich war, bin mir aber ihrer Grenzen vollständig bewußt. *Extreme Vosicht* muß bei psychonautischen Versuchen angeraten werden – informieren Sie sich, bevor Sie abheben, und treffen Sie keine voreiligen Schlüsse, die auf oberflächlichem Verständnis der begrenzten und fragmentarischen Daten beruhen. Wenn Sie im Zweifel sind ... lassen Sie es bleiben ... überlassen Sie es den Experten! *Caveat emptor*!

Kapitel Vier

Vom Pan-Amazonischen zum Pan-Gæanischen Entheogen

Die erste schriftliche Erwähnung von *Ayahuasca* scheint die des Jesuitenpriesters José Chantre y Herrera [1901] zu sein, der am Ende des siebzehnten Jahrhunderts auf ein *brebaje diabólico* [diabolisches Getränk] anspielte, das von den Indianern des Mainas-Distrikts im Bereich des oberen Amazonas in Perú aus *Ayahuasca*-Lianen gemacht wurde. Einige Jahre später machte ein anderer Jesuit, J. Magnin, ähnliche Beobachtungen im gleichen Gebiet [Magnin 1740] und ein Jesuitenpriester namens Maroni präsentierte mehr an Einzelheiten über "einen berauschenden Trank, der für Weissagungs- und andere Zwecke eingenommen und *Ayahuasca* genannt wird, der einen seiner Sinne und manchmal auch seines Lebens beraubt" [Jiménez de la Espada 1889]. Auf der anderen Seite unterließen es die Naturforscher/Entdecker wie C.M. de la Condamine, F.H.A. von Humboldt und C.F.P. von Martius alle, den "teuflischen Trank" zu erwähnen [Reichel Dolmatoff 1975; Schultes 1986b]. Wie in Kapitel eins ausgeführt, blieb es dem bahnbrechenden britischen Botaniker Richard Spruce überlassen, wissenschaftliche Studien des *Ayahuasca*-Komplexes in den Jahren 1851-1859 einzuleiten, und der erste Wissenschaftler oder Außenseiter, der die vollen Wirkungen des Trankes erfuhr, scheint der ecuadorianische Geograf Manuel Villavicencio gewesen zu sein, der dieses Erlebnis im Gebiet des oberen Río Napo 1858 hatte [Spruce 1873; Villavicencio 1858]. Archäologische Funde in Südamerika bestätigen die lange Dauer des Gebrauchs von *Ayahuasca* [Naranjo 1986]. Hier in diesem Schlußkapitel werden wir die Geschichte der erstaunlichen Transformation von *Ayahuasca* von einem althergebrachten, Pan-Amazonischen Ethnomedikament, bis hin zu einem hochgeachteten, modernen, weltweiten oder Pan-Gæanischen Entheogen untersuchen.

In der Veröffentlichung der Notizen von R. Zerda Bayón [1915] über seine Reisen im kolumbischen Amazonien wies dieser auf die vermeintlichen telepathischen Wirkungen von *Ayahuasca* hin. Während der frühen chemischen Arbeiten dieses Autors zusammen mit G. Fischer Cárdenas hatten diese Harmin aus der Droge isoliert und und fälschlicherweise angenommen, es handele sich um eine neue Verbindung, die sie *Telepatina* oder Telepathin nannten. Dies inspirierte 1953 den berühmten amerikanischen Autor William S. Burroughs nach Kolumbien zu reisen und nach dem, was er den "definitiven Schuß" nannte, zu suchen. Burroughs erlebte *Ayahuasca* aus erster Hand und experimentierte mit *Banisteriopsis*-Material, daß er selbst gesammelt hatte. 1963 veröffentlichte er ein Buch mit seinen Briefen an den Dichter Allen Ginsberg, zusammen mit Ginsbergs Brief, den dieser 1960 aus Perú an Burroughs geschickt hatte, und in welchen er seine eigene *Ayahuasca*-Erfahrung beschreibt [Burroughs & Ginsberg 1963]. Die *Yage-Briefe* beeinflussten in großem Maße das moderne Bewußtsein des amazonischen *Amrtas*, und verbreiteten die Vorstellung von den telepathischen Eigenschaften der Droge, obwohl keiner von beiden, weder Burroughs noch Ginsberg über so etwas wie eine telepathische Erfahrung berichtet hatte.

Acht Jahre später veröffentlichte ein zweifelhafter Mestizen-*Ayahuasquero* namens Manuel Córdova-Ríos zusammen mit F. Bruce Lamb *Zauberer [sic] des oberen Amazonas*, ein Bericht von der Entführung des noch kindlichen Córdova-Ríos durch Amahuaca-Indianer bis hin zur Erlangung der Häuptlingswürde, inclusive des Gebrauchs von *Ayahuasca*, das angeblich gemeinsame Gruppenvisionen hervorrief, und eine Art Telepathie des armen Mannes war [Córdova-Ríos & Lamb 1971]. Als er nach einem Verleger suchte, hatte Lamb das Manuskript an den Amahuaca-Experten R. L. Carneiro geschickt, der ihm sagte, daß Córdova-Ríos Geschichte ein "phantasievolles Stück Dschungel-Dichtung" sei, und der später der Natural History Press, die ihm ebenfalls das Manuskript zur Begutachtung geschickt hatte, empfahl, es zurückzuweisen, was diese dann auch taten [Carneiro 1980]. Atheneum verlegte *Zauberer...* und als der amerikanische Schriftsteller A.T. Weil es in seinem ersten Buch *The Natural Mind*, einem Bestseller, zitierte [Weil 1972], wurde es auch bekannt. Weil wußte nicht, daß Carneiro das Buch als Dichtung erkannt hatte und akzeptierte es als Augenzeugenbericht, als ethnografisch, und zitierte die Berichte der *Ayahuasca*-Sessions als Beweis für das, was er die "Realität des gemeinsamen Bewußtseins" nannte. Weil schrieb sogar eine lobende Einführung zu einer zweiten Auflage des Buches [Lamb 1974], wo er sich wieder auf die Annahme telepathischer Kräfte durch *Ayahuasca* bezog, und das Buch wurde später als "Ethnomedicine" neu gedruckt, mit einem *verso*-Zitat "der visionären Gruppensitzung" aus Weils Einführung, zusammen mit einem weiteren *verso*-Zitat, das "*gemeinschaftliche* Visionen" [Hervorhebung aus dem Original] durch *Ayahuasca* beschrieb. Lamb nutzte das Interesse am angeblich "telepathischen" *Ayahuasca* sogar für einen Nachfolgeband, *Río Tigre and Beyond*.

Erstaunt über den Erfolg von etwas, das er als ethnografisch verbrämte "Dschungel-Dichtung" betrachtete, entschloß sich Carneiro, "die Maske der Achtbarkeit herunterzureißen, und den Schwindel zu enthüllen", und veröffentlichte ein Essay, in dem er die zahlreichen Fehler und Unstimmigkeiten in der Geschichte erklärte, die ihn veranlaßten, diese als die *Chimera of the Upper Amazon* zu bezeichnen. (Córdova-Ríos hatte den wenig bekannten Amahuaca-Indianern Eigenschaften zugesprochen, die er aus der oberflächlichen Beobachtung verschiedener amazonischer Indianer-Gruppen, inbesondere der Bora und Witoto, geschlossen hatte) [Carneiro 1980]. Zu der Zeit, als dieses Exposé erschien, war Córdova-Ríos bereits tot, nachdem er den Ruhm und Erfolg genossen hatte, den ihm dieses Buch einbrachte. Immerhin zitiert Carneiro Córdova-Ríos, der Leute gewarnt hatte, die von seinen bunten Geschichten zu beeindruckt waren: "Glaubt nicht alles, was ich euch erzähle. Es könnte alles eine Lüge sein." *(No crean todo lo ques les digo. Puede ser todo mentira).* Trotzdem trat Lamb Carneiros Ansicht entgegen (obwohl er sie selber urspünglich erbeten hatte) und argumentierte, daß man einen wahren ethnografischen Kern aus Córdova-Ríos Fabeln herauslesen könnte (Lamb 1981a, 1981b). Diese castanedesque übertriebene Erzählung hat mehr als jedes andere Buch das Dschungel-*Ambrosia* in das moderne Bewußtsein gerückt.

TABELLE IV-A

Pflanzen, die MAO-hemmende β-Carboline enthalten *

AGARICACEAE
Coriolus maximus (Mont.) Murrill [Harman[1]]
APOCYNACEAE
Amsonia tabernaemontana Walt. [Harmine[2] *etc.*]
Apocynum cannabinum L. [Harmalol]
Ochrosia nakaiana Koidz [Harman]
BIGNONIACEAE
Newbouldia laevis Bentham et Hooker *fil.* [Harman]
CALYCANTHACEAE
Calycanthus occidentalis Hooker et Arnot [Harmine]
CHENOPODIACEAE
Hammada leptoclada (Pop) Iljin [Tetrahydroharman *etc.*]
Kochia scoparia (L.) Schrader [Harmine *etc.*]
COMBRETACEAE

Guiera senegalensis Lamarck [Harman *etc.*]
CYPERACEAE
Carex brevicollis DC. [Harmine *etc.*]
ELAEAGNACEAE
Elaeagnus angustifolia L. [Harman *etc.*]
Elaeagnus hortensis M. B. [Tetrahydroharman *etc.*]
Elaeagnus orientalis L. [Tetrahydroharman]
Elaeagnus spinosa L. [Tetrahydroharman]
Hippophae rhamnoides L. [Harman *etc.*]
Shepherdia argenta Nuttall [Tetrahydroharman]
Shepherdia canadensis Nuttall [Tetrahydroharman]
GRAMINEAE
Arundo donax L. [Tetrahydroharman *etc.*]
Festuca arundinaceae Schreber [Harman *etc.*]
Lolium perenne L. [Harman *etc.*]
LEGUMINOSAE
Acacia baileyana F. von Nueller [Tetrahydroharman]
Acacia complanata A. Cunn. [Tetrahydroharman *etc.*]
Burkea africana Hooker [Harman *etc.*]
Desmodium pulchellum Bentham ex Baker [Harman *etc.*]
Mucuna pruriens DC. [6-Methoxy-Harman]
Prosopis nigra (Grisebach) Hieronymus [Harman *etc.*]
LOGANIACEAE
Strychnos usambarensis Gilg. [Harman]
MALPIGHIACEAE
Banisteriopsis caapi (Spruce ex Grisebach) Morton [Harmine *etc.*]
Banisteriopsis lutea (Grisebach) Cuatrecasas [Harmine]
Banisteriopsis muricata (Cavanilles) Cuatrecasas [Harmine *etc.*]
Callaeum antifebrile (Grisebach) Johnson (= *Cabi paraensis*) [Harmine]
MYRISTICACEAE
Virola cuspidata (Bentham) Warburg [6-Methoxy-Harman]
PASSIFLORACEAE
Passiflora actinea Hooker [Harman = Passiflorine]
Passiflora alata Aiton [Harman]
Passiflora alba Link et Otto [Harman]
Passiflora bryonoides Humboldt Bonpland et Kunth [Harman]
Passiflora caerulea L. [Harman]

Passiflora capsularis L. [Harman]
Passiflora decaisneana Nichol [Harman]
Passiflora edulis Sims [Harman]
Passiflora eichleriana Mast. [Harman]
Passiflora foetida L. [Harman]
Passiflora incarnata L. [Harmine, Harmaline[3], Harman *etc.*]
Passiflora quadrangularis L. [Harman]
Passiflora aff. *ruberosa* L. [Harman]
Passiflora subpeltata Ortega [Harman]
Passiflora warmingii Mast. [Harman]

POLYGONACEAE

Calligonum minimum Lipski [Harman *etc.*]

RUBIACEAE

Leptactinia densiflora Hooker *fil.* [Leptaflorine, *etc.*]
Nauclea diderrichii [Harman *etc.*]
Ophiorrhiza japonica Blume [Harman]
Pauridiantha callicarpoides Bremek [Harman]
Pauridiantha dewevrei Bremek [Harman]
Pauridiantha lyalli Bremek [Harman]
Pauridiantha viridiflora Hepper [Harman]
Simira klugii Standley [Harman]
Simira rubra K. Schumann [Harman]
Uncaria attenuata Korth. [Harman]
Uncaria canescens Korth. [Harman]
Uncaria orientalis Guillemin [Harman]

SAPOTACEAE

Chrysophyllum lacourtianum De Wild. [Norhaman *etc.*]

Symplocaceae

Symplocos racemosa Roxburgh [Harman]

ZYGOPHYLLACEAE

Fagonia cretica L. [Harman]
Peganum harmala L. [Harmaline, Harmine *etc.*]
Tribulus terrestris L. [Harmine *etc.*]
Zygophyllum fabago L. [Harmine *etc.*]

Anmerkungen zu Tabelle IV-A

[1] Harman (1-Methyl-9*H*-pyrido[3,4-*b*]indol oder 1-Methyl-β-Carbolin) ist das beim weitem verbreitetste MAO-hemmende β-Carbolin. Es wurde in mindestens 45 Arten aus dreizehn Familien gefunden. Besonders verbreitet ist es in den Passifloraceae (15 Arten) und Rubiaceae (11 Arten). Es ist auch unter dem Namen *Passiflorin* bekannt. Andere weniger verbreitete Synonyme für Harman sind: *Aribin, Locuturin, Loturin* und *Zygofabagin.* Während *in vitro* Tests unter Benutzung von Ratten- Kälber- und Mäuseleber und Gehirn-Homogenaten starke MAO-hemmende Wirkung von Harman zeigten (siehe auch die Fußnote weiter unten), brachte ein Selbstversuch eines Kollegen mit 250 mg Harman-hydrochlorid plus 35 mg DMT (eine potentiell wirksame Menge) keine Effekte hervor, was nahelegt, daß oral gegebenes Harman als MAO-Hemmer beim Menschen nicht wirksam ist.

[2] Harmin (7-Methoxy-1-methyl-9*H*-pyrido[3,4-*b*]indol), das Hauptalkaloid in *Ayahuasca*, erhielt die Synonyme *Banisterin, Telepathin und Yajéin* und ist auch als *Leucoharmin* bekannt. Diese Verbindung kennt man nur aus acht Arten in Familien außerhalb des *Ayahuasca*-Komplexes, inclusive *Peganum harmala* und seiner Verwandten in der Familie Zygophyllaceae, *Tribulus terrestris* und *Zygophyllum fabago.*

[3] Harmalin (4,9-Dihydro-7-methoxy-1-methyl-9*H*-pyrido[3,4-*b*]indol; Dihydroharmin) läßt sich außerhalb der von *Ayahuasca* bekannten Malpighiaceae nur noch in *Passiflora incarnata* und *Peganum harmala* finden. Es ist bedauerlich, daß diese seltene Verbindung, die in der *Ayahuasca*-Pharmakologie keine Rolle spielt, so viel an pharmakologischer Aufmerksamkeit auf Kosten von Harmin auf sich gezogen hat.

* Diese Tabelle führt Pflanzenarten auf, die einfache β-Carbolin-Alkaloide enthalten, von denen bekannt ist, daß sie MAO-Hemmer sind. Vier verschiedene Untersuchungen haben potente, reversible MAO-hemmende Wirkungen von einfachen β-Carbolinen in Rattenleber-Homogenaten [Udenfriend *et al.* 1958], in mitochondrialen Homogenaten von Kalbsleber [McIsaac & Estévez 1966], in Mäusehirn- und -leber-Homogenaten [Buckholtz & Boggan 1977] und in Rattenleber-Homogenaten [McKenna *et al.* 1984a] gefunden. Betrachtet man die vier wichtigsten Verbindungen pflanzlichen Ursprungs – Harmin, Harmalin, Harman und Leptaflorin – so fand die Udenfriend-Gruppe Harmin und Harmalin etwa gleich potent, gefolgt von Harman und Leptaflorin; McIsaac und Estévez fanden Harman am potentesten (und Norharman sogar noch potenter), gefolgt von Harmin und Harmalin. Buckholtz und Boggan bestimmten Harmalin als etwas potenter als Harmin und Harman und Leptaflorin als weniger potent; und die McKenna-Gruppe fand, daß Harmin und Harmalin etwa

gleich wirksam seien, wieder gefolgt von Harman und Leptaflorin. Wie in der Anmerkung 1 zuvor bemerkt, gibt es hinsichtlich der oralen Wirksamkeit von Harman als MAO-Hemmer beim Menschen einige Zweifel; weitere Untersuchungen sind hierzu notwendig. Diese Tabelle ist eine Zusammenfassung der exzellenten Arbeit "The simple β-Carboline-Alkaloids" [Allen & Holmstedt 1980], die insgesamt 112 Arten aus 27 Familien auflistet, die einfache β-Carboline enthalten; der Leser wird in diesem Papier auf 228 Referenzen zu diesem wichtigen Zweig der Phytochemie hingewiesen. Daten über die Verwandtschaft der Struktur-Aktivität mit Bezug auf MAO-Hemmung, die durch diese Verbindungen verursacht wird, sind in der Arbeit von McKenna [1984a] zusammengefaßt. Siehe hierzu die nachfolgend abgebildete Strukturen von Harman und verwandten pflanzlichen β-Carbolinen.

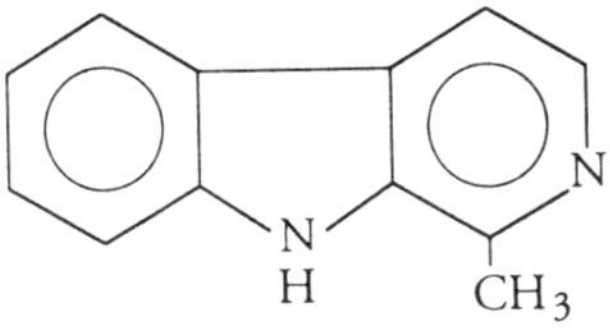

Harman

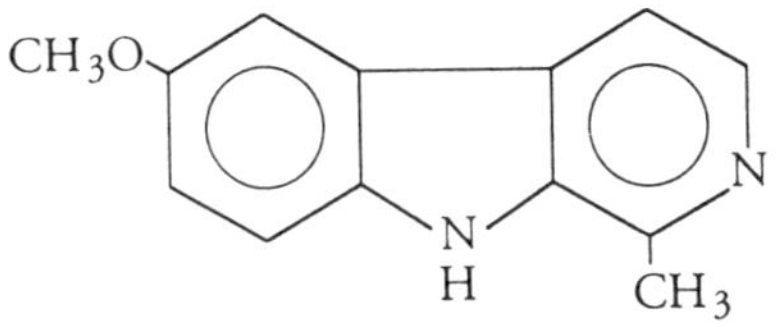

6-Methoxyharman

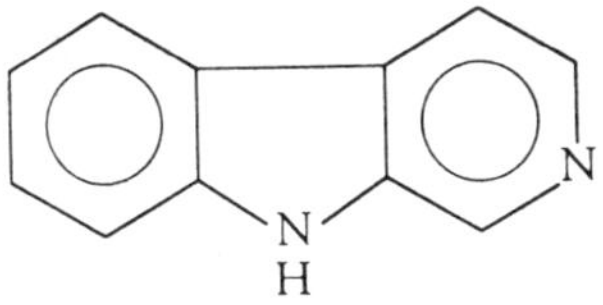

Norharman

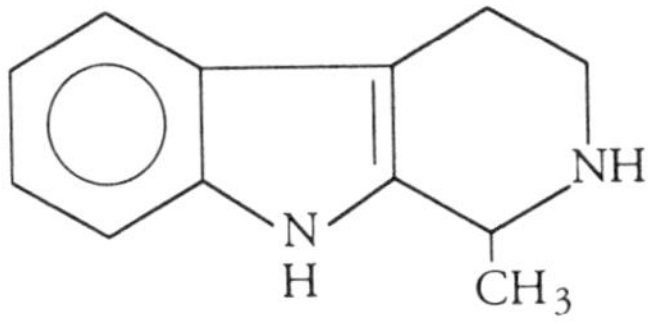

Tetrahydroharman

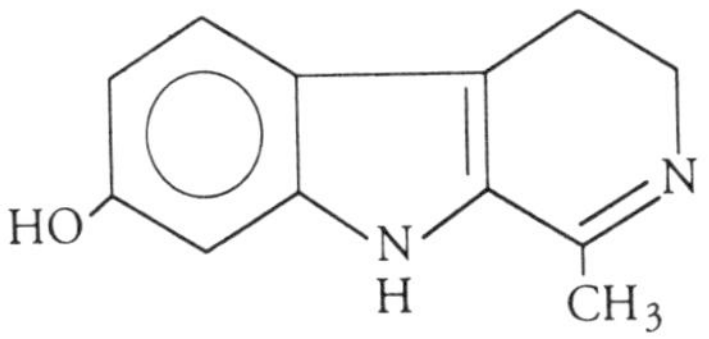

Harmalol

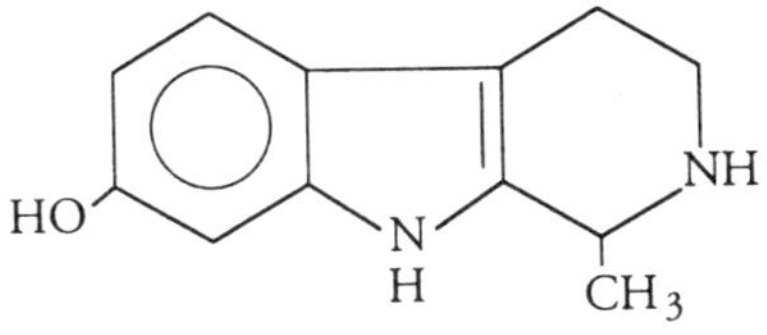

Tetrahydroharmol

Im Jahr 1970 veröffentlichte der ecuadorianische Wissenschaftler Plutarco Naranjo das erste Buch, das ausschließlich von *Ayahuasca* handelt. Es war in spanischer Sprache geschrieben und kam später noch einmal in einer revidierten Auflage heraus [Naranjo 1983]. Zwei Jahre später veröffentlichte die amerikanische Anthropologin Marlene Dobkin de Ríos *The Visionary Vine,* einen Bericht über den Gebrauch von *Ayahuasca* unter den städtischen Mestizen Perús [Dobkin de Ríos 1972]. Verschiedene Bücher des kolumbianischen Wissenschaftlers Gerardo Reichel-Dolmatoff [1971, 1975, 1978] zogen weitere wissenschaftliche Aufmerksamkeit auf *Ayahuasca.* In dieser Hinsicht war auch ein etwas unklares Buch des *Ayahuasca*-Erforschers Dennis J. McKenna und seines Bruders Terence K. McKenna von Bedeutung, das auf eine Sorte des *Ayahuasca*-Tranks Bezug nahm, bei dem psilocybinhaltige Pilze die Tryptamin-Quelle darstellen [McKenna & McKenna 1975].

In diesem Zusammenhang sollte ich auch eine Kritik des Kolonialismus und der Anthropologie von Michael Taussig [1987] erwähnen, in der *Ayahuasca* einigen Raum fand. Jedoch konnte keines dieser Bücher die populäre Wirkung der Geschichte von Córdova-Ríos erreichen, die durch die Aufmerksamkeit, die Weil ihr entgegengebracht hatte, noch verstärkt worden war. Weil fuhr fort, indem er einen populären Artikel über *Ayahuasca* in *High Times* veröffentlichte, und diesen dann in ein Kapitel seines zweiten Buches *The Marriage of the Sun and Moon* [Weil 1980] einfügte. Weil beschrieb hier schließlich seine Prüfung des Tranks in Kolumbien und gab zu, daß es ihm mißlungen war, "irgendwelche telepathischen Nachrichten ferner Ereignisse" zu erfahren. Dieses Anerkenntnis war zu gering, kam zu spät und zu dieser Zeit war die vorgeblich "telepathische" Droge bereits berühmt.

SANTO DAIME UND DIE UNIÃO DO VEGETAL

Lange bevor die entheogene Gegenkultur begann, das amazonische *Amrta* wiederzuentdecken, hatte der Trank eine Nische in der modernen Welt gefunden. Mestizen-*Ayahuasqueros,* die ihr Heim im Dschungel zugunsten der Großstadt verlassen hatten, fuhren damit fort, Krankenheilungen durch Wahrsagung mit Hilfe von *Ayahuasca* im Bereich der Perúanischen Städte (wie Iquitos und Lima) [Cordova-Ríos & Lamb 1971; Dobkin de Ríos 1972, 1973, 1992; Lamb 1974] und in der kolumbianischen Hauptstadt Bogotá [Ramírez de Jara & Pinzón C. 1986] zu praktizieren. Sie taten dies sogar dann noch, als ihre indianischen Verwandten in immer geringerem Maße mit *Sacha Runa* ("dem Dschungel-Mann") und anderen "Pflanzen-Geistern" in immer kleiner werdenden Inseln primären Regenwaldes in ganz Amazonien kommunizierten. Dieser Gebrauch hat sich sogar weit über die traditionelle schamanistische Verwendung von *Ayahuasca* hinaus in andere lateinamerikanische Großstädte wie México City ausgebreitet [Ott 1993].

Vermutlich ist der zeitgenössische Synkretismus von *Ayahuasca*-Kulten mit christlichen Kirchen noch bedeutsamer, wie *Santo Daime* und die *União do Vegetal* (ausgesprochen als Uhniau duh Vedschetaou), die in Acre im amazonischen Brasilien in den zwanziger Jahren dieses Jahrhunderts entstand. Raimundo Irineu Serra (1872-1971) hatte in den dreißiger Jahren, als er als Gummizapfer und Beamter der brasilianischen Agentur arbeitete, die die Grenze mit Perú demarkierte, Indianer gesehen, die *Ayahuasca* benutzten. Er traf zwei Brüder, Antonio und André Costa, die durch den perúanischen Schamanen Don Cresêncio Pizango in den Gebrauch von *Ayahuasca* eingeweiht worden waren und später in den zwanziger Jahren eine Kirche gegründet hatten, die sie Círculo de Regeneração e Fé (CRF) nannten. Diese Brüder machten Irineu mit *Ayahuasca* bekannt und ihre nicht mehr existierende Kirche wird als der Vorläufer der modernen *Ayahuasca*-Kirchen betrachtet. Mestre Irineu (wie er unter seinen Jüngern hieß) gründete um 1940 in der Stadt Río Branco in Acre seine eigene *Ayahuasca*-Kirche, die Centro de Iluminação Cristã Luz Universal (CICLU) hieß und auch als "Alto Santo" bekannt war. Er begann *Ayahuasca*, von Anrufungen wie "Dá-me amor, luz, força" ("Gib mir Liebe, Licht, Kraft") her resultierend, "Daime" zu nennen. In seiner *Santo Daime*-Religion (der Name könnte mit "Heiliges gib' mir" übersetzt werden) ist *Ayahuasca* oder *Daime* der solare, maskuline Aspekt; Nossa Senhora da Conceição oder Rainha da Floresta ist der lunare, feminine Aspekt, und wird durch *Chacrona* symbolisiert, die tryptaminreichen *Psychotria viridis*-Blätter, die den Tränken zugegeben werden.

Einer von Mestre Irineus Jüngern, Sebastião Mota de Melo, war 1965 in Alto Santo zum Jünger geworden, als Mestre Irineu ihn von einem Leberleiden geheilt hatte. Auf seiner Ranch Colonia 5000 nahe des Río Branco gründete er seine eigene Sekte des Kultes, und Mestre Irineu autorisierte ihn, *Daime* und *Chacrona* herzustellen, allerdings unter der Bedingung, daß die Hälfte der Produktion nach Alto Santo zu gehen hätte. Als sich die beiden Gruppen wegen politischer Meinungsverschiedenheiten trennten, begann der Zweig der Colonia 5000 *Cannabis* (*Maconha* oder *Santa María*) und andere Entheogene mit in die Liturgie aufzunehmen. Dies provozierte im Oktober 1981 eine Razzia duch die Polizei, setzte die Colonia 5000 zeitweilig außer Betrieb und führte in Brasilien 1985 zur Illegalisierung von *Ayahuasca*. Im Januar 1983 zogen Padrinho Sebastião und seine Gruppe weiter von der Straße weg tiefer in den Urwald hinein, und gründeten eine neue Kolonie an einem Seitenarm des Río Purús, die sie Céu do Mapiá nannten. Aus politischen Gründen hörten sie damit auf, *Cannabis* zu verwenden. Im Jahr 1982 wurde in Río de Janeiro der erste städtischen Zweig von *Santo Daime* gegründet, der Chamou-se-Centro Ecléctico Fluente Luz Universal Sebastião Mota del Melo (CEFLUSME), kurz Céu do Mar genannt [MacRae 1992].

In der Zwischenzeit wuchs eine unabhängige *Ayahuasca*-Kirche heran, die sich Centro Espírita Beneficente União do Vegetal (UDV) nannte und ebenfalls im Bundesstaat Acre am 22. Juli 1961 von José Gabriel da Costa gegründet worden war [Centro 1989, Henman 1986]. Sie wurde vor allem eine städtische Kirche, und verlegte ihre Zentrale in den siebziger Jahren nach Brasilia. Heute ist sie mit über 7000 Mitgliedern die größte *Ayahuasca*-Kirche in Brasilien. Es gibt dort noch andere *Ayahuasca*-Kirchen, wie die Centro Espírita Culto de Oração Casa de Jesus Fonte de Luz (später Centro Espírita Daniel Pereira de Matos genannt), die Centro Ecléctico de Correntes da Luz Universal (CECLU) und die Centro Espírita Fé, Luz, Amor e Caridade, alles Ableger von Alto Santo und alle aus dem Bundesstaat Acre. Im Mai 1989 führte ein Treffen der *Santo Daime*-Gruppen in Céu do Mapiá zur Gründung einer zentralen *Daime*-Kirche, der Centro Ecléctico de Fluente Luz Universal Raimundo Irineu Serra (CEFLURIS). Zum Oberhaupt wurde der inzwischen verstorbenen Padrinho Sebastião bestimmt [MacRae 1992].

Im Jahr 1985 nahmen die brasilianische Divisão de Medicamentos do Ministério da Saúde (oder Dimed) [die Arzneimittelbehörde im brasilianischen Gesundheitsministerium] und die Conselho Federal de Entorpecentes (Confen) *Banisteriopsis caapi* in die Liste der Betäubungsmittel auf. Die UDV bat die Regierung in einer Petition, den Bann zu annulieren. Daraufhin wurde eine Komission eingesetzt, um die Angelegenheit zu untersuchen. Nach zwei Jahren Feldarbeit in ländlichen und städtischen UDV- und *Daime*-Gruppen, während der der rituelle Gebrauch des Sakraments beobachtet wurde, und Komissionsmitglieder es *selber* versucht hatten, empfahl die Kommission, den Bann aufzuheben! Man hatte keine Beweise sozialen Zerfalls gefunden und das ethische Verhalten und die Arbeitsmoral der Kirchenmitglieder waren vorbildlich. Dementsprechend wurde *Ayahuasca* 1987 aus der Betäubungsmittelliste gestrichen. Ein Jahr später gab es einen Fall einer anonymen Denunziation der *Ayahuasca*-Kirchen bei der Confen in Río de Janeiro. In dieser unsinnigen Beschwerde wurde behauptete, die Sekten bestünden aus 10 Millionen "Fanatikern", von denen die Mehrzahl "Toxikomanen oder Ex-Guerilleros" (was die Vermutung nahelegt, daß die Beschwerde politisch rechten Ursprungs war) seien, die während der Riten *Cannabis* rauchten und LSD nähmen.

Confen setzte wieder eine Kommission ein, um die Angelegenheit zu untersuchen, und die *Ayahuasca*-Kirchen bekamen erneut ein Unbedenklichkeitszeugnis ausgestellt. Die zweite Kommission bestätigte nicht nur das Dekret von 1987, das den sakralen Gebrauch von *Ayahuasca* in Brasilien legalisierte, sondern sie empfahl sogar, *Ayahuasca* auf Dauer vom brasilianischen Betäubungsmittelgesetz auszunehmen [McRae 1992].

Dies ist der aktuelle Stand der Dinge in Brasilien, wo *Ayahuasca*-Kirchen weiterhin wachsen und gedeihen. In wöchentlich staatfindenden Messen wird *Ayahuasca* anstatt des Eucharist aus einer Art "Brunnen der Weisheit" abgegeben. In *Santo-Daime* Gruppen kann darauf gemeinsames Singen und Tanzen folgen. In der Liturgie der *Santo-Daime* Gruppen werden die Kommunikanten, die am stärksten von der Wirkung des Tranks ergriffen sind, in ein Hinterzimmer gebracht, wo "Mestres" der Kirche ihren eigenen Alter haben, an dem sie individuell Beratungen durchführen und Gottesdienst halten. In Amazonien wurden Pflanzungen von *Banisteriopsis caapi* und *Psychotria viridis* angelegt, um städtische Gruppen mit den Zutaten für den Trank zu versorgen, dessen großangelegte Zubereitung von Kirchenoberen überwacht wird [McKenna 1992]. Große Mengen *Ayahuasca* (hunderte von Litern) werden manchmal in den Kirchengebäuden gelagert. [Lowy 1987]. Es ist ausdrücklich verboten, den Trank zu verkaufen, den die *Santo Daime*-Mitglieder *Daime* nennen und die Mitglieder der UDV *Chá Hoasca* [Centro 1989]. Dessenungeachtet gibt es einige Bekehrungsversuche, vor allem durch die *Santo Daime*-Anhänger.

Vor einiger Zeit wurden einführende *Ayahuasca* Sitzungen in Deutschland, in Spanien und anderen europäischen Ländern gefeiert. Gegen eine moderate "Spende" an die Kirche wird neugierigen angehenden Mitgliedern gestattet, an der *Ayahuasca*-Liturgie teilzunehmen. Mit Sicherheit tangiert das die Vorschrift gegen den Verkauf von *Ayahuasca*! Versuche von *Santo Daime*-Missionaren, die Amerikaner spirituell zu erbauen, verliefen bis jetzt enttäuschend und es gibt mindestens einen Fall, in dem der US-Zoll beim Versuch, das Sakrament in die Vereinigten Staaten einzuführen, dieses beschlagnahmt und vernichtet hat. Totzdem gibt es inzwischen mindestens eine "Untergrund"-Gemeinde der *União do Vegetal* in den Vereinigeten Staaten und das Potential für die Expansion dieser Kirchen ist in den USA nahezu grenzenlos. Unglücklicherweise ist dies ein Land, in dem viel über die freie Religionsausübung gesprochen wird, diese aber selten erlaubt wird! In der Tat gibt es in der Verfassung der Vereinigten Staaten keine Trennung von Kirche und Staat, sondern nur eine Trennung von Kirchen und *Bundes*staat, womit die Einmischung in religiöse Dinge den Regierungen der einzelnen Bundesstaaten überlassen bleibt. Trotz der Tatsache, daß 23 US-Staaten den sakramentalen Gebrauch von *Péyotl* aus dem Betäubungsmittelgesetz ausnahmen, und trotz einer Entscheidung des Bundesgerichts (Federal Court) von 1979, daß der sakramentale Gebrauch von *Péyotl* nicht nur auf Indianer beschränkt werden kann, hat sich der U.S. Supreme Court *(das höchste Gericht der USA; Anm. d. Übers.)* konsequent vor seiner Verantwortung gedrückt, eine einheitliche juristische Verfahrensweise gegenüber Minderheiten-Religionen festzulegen, die wirkliche, und nicht *Placebo*-Sakramente verwenden[20].

AYAHUASCA-ANALOGE ALS PAN-GÆANISCHE ENTHEOGENE

Gleichzeitig mit der langfristigen Ausbreitung des *Ayahuasca*-Gebrauches in Südamerika gab es ein stets zunehmendes Interesse der "Gegenkultur", das durch die populären Veröffentlichungen, die oben umrissen wurden, angeregt worden war. Es gab einen unglücklichen Trend zu einem *Ayahuasca*-Tourismus, der 1980 schon recht früh begann – der Transport von Touristengruppen nach Amazonien mit dem impliziten Zweck, *Ayahuasca* zu bekommen [Ott 1993]. Dies lenkt die falsche Art von Aufmerksamkeit auf das amazonische *Amrta*, und trägt zu der beschleunigten Verminderung des schamanistischen Gebrauchs von *Ayahuasca* bei, indem es den Trank in eine touristischen Handelsware verwandelt. Der Pilztourismus in den siebziger Jahren in México trug zum vorzeitigen Erlöschen des schamanistischen Gebrauchs von *Teonanácatl* bei [Ott 1975], und ein ähnliches Phänomen findet heute in México mit Bezug auf *Péyotl* statt [Valadez 1986]. Da die Verbreitung populärer Information über die Kultivierung psilocybinhaltiger Pilze und die Identifikation nichtmexikanischer Arten half, den Pilztourismus zu zerstreuen [Ott 1993], hat die Möglichkeit, *Ayahuasca*-Analoge herzustellen, eine ähnliche Wirkung auf den *Ayahuasca*-Tourismus. Dieses Buch wurde geschrieben, um diesen willkommenen Trend zu unterstützen und zu schüren.

TABELLE IV-B
Pflanzen, die entheogene Tryptamine enthalten *

ACANTHACEAE
Justicia pectoralis Jac. var. *stenophylla* Lnd.[1] [DMT,l]
AGARICACEAE
Amanita citrina Gray[2] [DMT,5MD,w] [Tyler & Gröger 19964]
Amanita porphyria (Fries) Secretan[2] [5MD,w]]Tyler & Gröger 1964]
AIZOACEAE
Delosperma sp.[3] [DMT] [Deulofeu 1973; Rivier & Pilet 1971]
GRAMINEAE
Arundo donax L.[2] [DMT,l,r,f] [Ghosal *et al.* 1969; Ghosal *et al.* 1972d]
Phalaris arundinacea L. [DMT,5MD,l,w] [Barnes *et al.* 1971; Culvenor *et al.* 1964; Gander *et al.* 1976; Marten *et al.* 1973; Williams *et al.* 1971]
Phalaris tuberosa L (= *P. aquatica*) [DMT,5MD,l] [Culvenor *et al.* 1964; Baxter & Slavtor 1972; Frahn & Illman 1973; Moore *et al.* 1967; Mulvena & Slaytor 1982; Oram & Williams 1967]
Phragmites australis (Cav.) Trin. ex Steud. [DMT,r] [Wassel *et al.* 1985]
LEGUMINOSAE
Acacia confusa Merr.[2] [DMT,st] [Arthur *et al.* 1967]
Acacia maidenii F. von Mueller [DMT,b] [Fitzgerald & Sioumis 1965]
Acacia nubica Bentham[2] [DMT,l] [Wahba Khalil & Alkheir 1975]
Acacia phlebophylla F. von Mueller [DMT,l] [Rovelli & Vaughan 1967]
Acacia polyacantha Willdenow subsp. *campylacantha*[2] Hochst. ex A. rich [DMT,l [Wahba Khalil & Elkheir 1975]
Acacia senegal (L.) Willdenow[2] [DMT,l] [Wahba Khalil & Elkheir 1975]
Acacia simplicifolia Druce [DMT,b,l,st] [Poupat *et al.* 1976]
Anadenantheera colubrina (Vellozo) Brennan var. *cébil* (Grisebach)Altschul (= *Piptadenia macrocarpa*) [DMT,s,p] [Fish *et al.* 1955]
Anadenanthera excelsa Grisebach [DMT,s,p] [Iacobucci & Rúveda 1964]
Anadenanthera peregrina (L.) Spegazzini [DMT,5MD,b,l,s,p] [Agurell *et al.* 1969;Fish *et al.* 1955; Legler & Tschesche 1963]
Desmanthus illinoensis (Michx.) MacM. [DMT,r,rb] [Thompson *et al.* 1987]
Desmodium caudatum DC [DMT,r,st] [Ueno *et al.* 1978]
Desmodium gangeticum DC. [DMT,5MD,w,r,st,l] [Banerjee & Ghosal 1969; Ghosal & Banerjee 1969; Ghosal & Bhattacharya 1972]
Desmodium gyrans DC.[2] [DMT,5MD,l,r] [Ghosal *et al.* 1972c]

Desmodium pulchellum Bentham ex Baker [DMT,5MD,w,r,st,l,f] [Ghosal & Mukherjee 1964, 1965, 1966; Ghosal *et al.* 1972a]
Desmodium racemosum Thunberg [5MD,w] [Hsu 1970]
Desmodium triflorum DC.[2] [DMT-*N*-Oxid, r] [Ghosal *et al.* 1971a, 1972b]
Lespedeza bicolor Turczaninow var. *japonica* Nakai [DMT,5MD,l,rb] [Gotu *et al.* 1958; Morimoto & Matsumoto 1966; Morimoto & Oshio 1965]
Mimosa hostilis Benth.[4] [DMT,r] [Gonçalves de Lima 1946; Pachter *et al.* 1959]
Mimosa scabrella Bentham [DMT,b] [De Moraes *et al.* 1990]
Mimosa tenuiflora (Willd.) Poir. [DMT,5MD,b] [Meckes-Lozoya *et al.* 1990]
Mucuna pruriens DC. [DMT,5MD,l,s,st,r] [Bhattacharya *et al.* 1971; Ghosal 1972; Ghosal *et al.* 1971b]
Petalostylis labicheoides R. Br. var. *casseoides* Benth [DMT,l,st] [Johns *et al.* 1966]

MALPIGHIACEAE

Banisteriopsis muricata (Cavanilles) Cuatrecasas[2] (= *B. argentea*) [DMT,st,l] [Ghosal & Mazumder 1971; Thosal *et al.* 1971c]
Diplopterys cabrerana (Cuatrecasas) Gates (= *Banisteriopsis rusbyana*) [DMT,5MD,l] [Agurell *et al.* 1968; Der Marderosian *et al.* 1968; McKenna *et al.* 1984a; Poisson 1965]

MYRISTICACEAE

Iryanthera ulei Warburg[2] (5MD,b] [Holmstedt *et al.* 1980]
Osteophloem platyspermum (DC.) Warb.[5] [DMT,5MD,b] [Holmstedt *et al.* 1980]
Virola calophylla Warburg [DMT,5MD,b,r,l,s,f] [Agurell *et al.* 1969; Holmstedt *et al.* 1980; McKenna *et al.* 1984b]
Virola calophylloidea Markgraf [DMT,5MD,b,l] [Holmstedt *et al.* 1980]
Virola carinata (Spruce ex Bentham) Warburg[2] [DMT,l] [Holmstedt *et al.* 1980]
Virola divergens Ducke[2] [DMT,l] [Holmstedt *et al.* 1980]
Virola elongata (Spruce ex Bentham) Warburg[2] [DMT,5MD,b,l] [Holmstedt *et al.* 1980; McKenna *et al.* 1984b]
Virola melinonii (Benoist) A. C. Smith[2] [DMT,b] [Holmstedt *et al.* 1980]
Virola multinervia Ducke[2] [DMT,5MD,b,r] [Agurell *et al.* 1969; Holmstedt *et al.* 1980]
Virola pavonis (DC.) Smith [DMT,l] [McKenna *et al.* 1984b]
Virola peruviana (DC.) Warburg [DMT,5MD,b] [Holmstedt *et al.* 1980]
Virola rufula (DC.) War. [DMT,5MD,b,r,l] [Agurell *et al.* 1969; Holmstedt *et al.* 1980]
Virola sebifera Aublet [DMT,b] [Corothie & Nakano 1969]

Virola theiodora (Spruce ex Bentham) Warburg [DMT,5MD,b,r,l,f] [Agurell *et al.* 1969; Holmstedt *et al.* 1980]
Virola venosa (Bentham) Warburg[2] [DMT,5MD,r,l] [Agurell *et al.* 1969; Holmstedt *et al.* 1980]
OCHNACEAE
Testulea gabonensis Pellegr. [DMT,b,rb] [Lebœuf *et al.* 1977]
POLYGONACEAE
Erigonum sp. [DMT] [Schroeder 1986]
RUBIACEAE
Psychotria carthaginensis Jacquin [DMT,l] [Rivier & Lindgren 1972]
Psychotria viridis Ruíz et Pavón (= *P. psychotriaefolia*) [DMT,l] [Der Marderosian *et al.* 1970; McKenna *et al.* 1984a; Rivier & Lindgren 1972]
RUTACEAE
Dictyoloma incanescens DC. [5MD,b] [Pachter *et al.* 1959]
Dutaillyea drupacea (Baillon) Hartley [5MD,l] [Baudouin *et al.* 1981]
Dutaillyea oreophila (Baillon) Sévenet-Pusset [5MD,l] [Baudouin *et al.* 1981]
Evodia rutaecarpa Bentham [5MD,fr] [Takagi *et al.* 1979]
Limonia acidissima L.[2] [DMT,st] [Abu Zarga 1986]
Melicope leptococca (Baillon) Guillaumin [5MD,l,st] [Skaltsounis *et al.* 1983]
Pilocarpus organensis Rizzini et Occhioni [5MD,l] [Balsam & Voigtländer 1978]
Vepris ampody H. Perr. [DMT,l] [Kan-Fan *et al.* 1970]
Zanthoxylum arborescens Rose[6] [DMT,l] [Grina *et al.* 1982]
Zanthoxylum procerum Donn. Sm. [DMT,l] [Schroeder 1986]

Anmerkungen zu Tabelle IV-B

[1] Obwohl vorangegangene Untersuchungen die Anwesenheit von DMT in diesem aromatischen Additiv zu entheogenen *Virola*-Schnupfpulvern, die von einigen Waiká-Indianern [Schultes & Holmstedt 1968] gebraucht werden, feststellten, konnte dieses in nachfolgenden Untersuchungen nicht bestätigt werden [McKenna *et al.* 1984b]. Die Pflanze könnte auch nur deswegen verwendet werden, um die Schnupfpulver zu aromatisieren oder zu konservieren. Auf der anderen Seite hat die McKenna-Gruppe DMT und 5-MeO-DMT in einer botanisch undokumentierten Schnupfpulver-Probe der Yanomami aus Venezuela, *Mashahari*, gefunden, die erwiesenermaßen ausschließlich aus *Justicia pectoralis* zubereitet worden war. Die Autoren hielten die Anomalie schriftlich fest und spekulierten, daß es ein unbekanntes Additiv gegeben haben

könnte oder daß eine tryptaminreiche chemische Rasse von *Justicia pectoralis* Verwendung fand.

2 Diese Arten enthalten entheogene Tryptamine in Spuren (d.h. unter 0,02 %) und sind vermutlich für die Verwendung in *Ayahuasca*-Analogen nicht brauchbar.

3 Es ist mir nicht gelungen, den primären Bericht über Tryptamine in den *Delosperma*-Arten [Deulofeu 1973] zu finden. Da dieser in sekundären Berichten jedoch häufig zitiert wird, nehme ich diese Art hier mit auf.

4 In vorläufigen chemischen Studien der Wurzel von *Mimosa hostilis*, die als Basis des brasilianischen entheogenen Tranks *Vinho de Jurema* gebraucht wird, konnte ein *Nigerina* oder Nigerin genanntes Alkaloid isoliert werden [Gonçalves de Lima 1946]. Dreizehn Jahre später konnte in den Vereinigten Staaten eine ganz nette Menge DMT in den pharmazeutischen Laboratorien von Smith, Kline and French aus Wurzeln von *Mimosa hostilis* isoliert werden, die von Gonçales de Lima zu Verfügung gestellt worden waren, und es wird allgemein angenommen, daß *Nigerina* tatsächlich DMT war [Pachter *et al.* 1959]. Obwohl Gonçales de Lima von *M. nigra* und M. *verrucosa* berichtet hatte, daß sie als alternative Grundlagen für Tränke verwendet würden, blieben diese bisher chemisch unerforscht.

5 Als Holmstedts Gruppe im Jahr 1977 während der Alpha Helix Amazonas-Expedition ausgedehnte chemische Analysen von aus Myristacaea hergestellten Schnupfpulvern durchführte, berichtete sie über entheogene Tryptamine in vielen *Virola*-Arten, in *Irynthera ulei* und in *Osteophloeum platyspermum* [Holmstedt *et al.* 1980]. Der Name der letzteren wurde in einer Tabelle mit *O. platyphyllum* [*nomen nudum*] angegeben, obwohl er in einem Anhang korrekt geschrieben war. Bei einer Analyse einer einzelnen Probe der Blätter dieser Pflanze entdeckte man nur N-Methyltryptophan-Methylester [McKenna *et al.* 1984b]; in diesem Aufsatz war der Name leider in der falschen Weise *O. platysperumum* geschrieben. Der Saft dieser Art wird von den Quijos Quichua-Indianern in Kombination mit einer *Brugmansia*-Art und *Tabernaemontana sananho* als orales Entheogen verwendet [Alarcón 1990].

6 Von *Zanthoxylum martinicense* aus der Karibik heißt es, sie wäre "narkotisch", würde als Bestandteil des haitianischen Zombie-Gifts verwendet [Davis 1988], und könnte ebenfalls eine Quelle von Tryptaminen sein. Die Rinde von *Zanthoxylum*-Arten wird von den amazonischen Kofán-Indianern als lokales Analgetikum gebraucht [Schultes & Raffauf 1990], und eine ähnliche Verwendung finden Rindenauszüge nordamerikanischer *Zanthoxylum*-Arten, die in der Umgangssprache als "Zahnschmerz-Baum" bekannt sind.

* Siehe auch die Besprechung von T.A. Smith [1977], die neben einer Bibliogrpahie von 119 Quellen auch 92 Arten oder Gattungen auflistet, die eine oder mehrere von

* 19 Tryptaminen enthalten. Buchstaben in eckigen Klammern beziehen sich auf DMT und 5-MeO-DMT [5MD] in Blättern [l], Samen [s], Samenhüllen [p], Stämmen [st], Rinde [b], Blüten [f], Früchte [fr], Wurzelrinde [rb], oder auf ganze Pflanzen [w]. Nicht aufgenommen wurde der Bericht über DMT in *Prestonia amazonica* [Hochstein & Paradies 1957], (siehe hinten, Anmerkung 17 sowie Schultes & Raffauf 1960). Dies ist der einzige Bericht über irgendwelche Tryptamine aus der Familie der Apocynaceae, aus der viele Arten stammen, die Indol-Alkaloide der Ibogain-Serie enthalten [Ott 1993; Van Beek *et al.* 1984]. Weiterhin wurden Tierarten ausgenommen, wie z.B. die Kröte *Bufo alvarius*, deren Gift 5-Meo-DMT enthält, da die Literatur über dieses Gebiet nur sehr rudimentär ist. Es gibt Belege dafür, daß praktisch alle Säugetiere DMT enthalten, das möglicheweise ein Neurotransmitter von Säugetieren ist. Jeder Versuch, Tierarten aufzuzählen, die DMT enthalten, eine Liste, die den *Homo sapiens* einschließen würde, wäre hoffnungslos selektiv und inadäquat. Verweise auf dieses erst am Anfang der Forschungen stehende Gebiet finden sich in *Pharmacotheon* [Ott 1993].

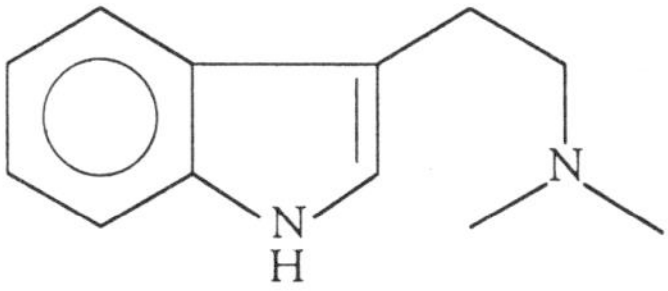

N,N-Dimethyltryptamin

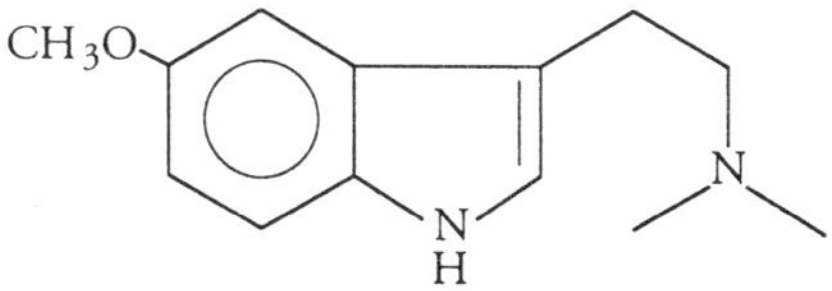

5-Methoxy-N,N-Dimethyltryptamin

Wie meine Versuche mit Analogen umfassend zeigten, können die einfach erhältlichen und legalen *Peganum-harmala* oder Steppenrauten-Samen (= Harmelsamen) auf effiziente und sichere Weise die *Banisteriopsis*-Arten als Quelle der MAO-hemmenden β-Carboline ersetzen. In der Tat enthalten diese Samen etwa die zehnfache Konzentration an β-Carbolinen, als wie sie in *Banisteriopsis*-Stengeln gefunden wird. Die Samen werden zum Färben von Textilien und als Räuchermittel verwendet, und sind in mittel-östlichen Lebensmittelläden billig und ohne Schwierigkeiten unter dem arabischen Namen *Esphand* erhältlich. Tabelle IV-A listet 67 Pflanzenarten auf, die bekannt MAO-hemmende β-Carboline enthalten, von denen einige bei der Zusammenstellung von *Ayahuasca*-Analogen nützlich sein könnten. Wir weisen den Leser auch auf die vorzügliche Zusammenstellung von Holmstedt und Allen [1980] hin, die 112 Arten aus 27 Familien auflistet, von denen 1980 bekannt war, daß sie β-Carbolin-Alkaloide enthalten, und die eine hervorragende Bibliographie zu dieser Literatur aufweist.

Die Tabelle IV-B listet 62 Pflanzenarten auf, von denen berichtet wurde, daß sie entweder DMT oder 5-MeO-DMT enthalten, und weist auf die entsprechenden Pflanzenteile hin. Nicht alle dieser Arten sind für *Ayahuasca*-Analoge geeignet – von fünfzehn dieser Arten wurde berichtet, sie enthielten nur Spuren entheogener Tryptamine und bei einigen (z.B. *Justicia pectoralis* var *stenophylla* und *Psychotria carthaginensis)* liegen widersprüchliche Berichte vor. Auf der anderen Seite wird von den folgenden zehn Arten berichtet, sie enthielten substantielle Mengen entheogener Tryptamine:

1) *Phalaris tuberosa*, eine italienische Rasse, die höhere Anteile an DMT enthalten soll als alle anderen Pflanzenarten [Samorini 1992];
2) *Acacia maidenii*, deren Rinde 0,36 % DMT enthält [Fitzgerald & Sioumis 1967];
3) *Acacia phlebophylla*, deren Blätter 0,3 % DMT enthalten [Rovelli & Vaughan 1967];
4) *Acacia simplicifolia*, von der berichtet wurde, sie enthielte 0,81 % DMT in der Rinde [Poupat *et al.* 1976];
5) *Desmanthus illinoensis*, in der 0,34 % DMT in der Rinde der Wurzeln gefunden wurde [Thompson *et al.* 1987];
6) *Mimosa hostilis [= M. tenuiflora]*, die 0,57 % DMT in den Wurzeln aufwies [Pachter *et al.* 1959];
7) *Virola theiodora*, über die berichtete wurde, sie enthielte 0,44 % DMT in den Blüten [Holmstedt *et al.* 1980];
8) *Melicope leptococca*, mit 0,21 % 5-MeO-DMT in den beblätterten Zweigen [Skaltsounis *et al.* 1983];
9) *Pilocarpus organensis*, die 1,06 % Alkaloide enthält, hauptsächlich 5-MeO-DMT [Balsam & Voigtländer 1978], und als letzte
10) *Vepris ampody*, die bei der Untersuchung 0,22 % DMT in den beblätterten Zweigen zeigte [Kan-Fan *et al.* 1970].

Potentielle Experimentoren seien vor zahlreichen *Caveats* gewarnt. Zuerst einmal gibt es nur sehr wenig an Daten über jede der aufgeführten Pflanzen und wir sollten vereinzelten Berichten nicht zu viel Glauben schenken. Unterschiede der Rasse und des Standorts können die Alkaloid-Konzentration innerhalb einer gegebenen Art drastisch beeinflussen. Mehr noch, viele dieser Pflanzen enthalten abgesehen von den Tryptaminen zusätzlich andere Alkaloide oder Phytotoxine. Das inaktive N-Methyltryptamin (MMT) begleitet oft DMT und/oder 5-MeO-DMT in Pflanzen (zum Beispiel in *D. illinoensis*-Wurzeln, wo 25 % der Tryptamin-Fraktion als MMT vorliegen), was keine Probleme verursacht, aber das schädliche Bufotenin (5-OH-DMT) findet sich in einigen Pflanzen, wie den *Anadenanthera*-Arten [Fish *et al.* 1955; Pachter *et al.* 1959]. Andere Arten enthalten weitere als toxisch bekannte Alkaloide, so zum Beispiel das psychoaktive *Péyotl*-Alkaloid Hordenin in *Desmodium gangeticum* und *Dutaillyea oreophila* [Baudoin *et al.* 1981; Ghosal & Banerjee 1969]. Schlimmer noch, zahlreiche bekannte und neue Alkaloide unklarer Toxizität wurden in einigen dieser Pflanzen gefunden. So enthielt *Melicope leptococca* acht Alkaloide neben 5-MeO-DMT und seinem N-Oxid [Skaltsounis *et al.* 1983], und *Vepris ampody* neben DMT sieben Alkaloide [Kan-Fan *et al.* 1970][21]. Am gefährlichsten von allen ist die Möglichkeit, daß einige der tryptaminhaltigen Arten noch sehr giftige, bisher nicht entdeckte Substanzen beinhalten könnten. Was würde passieren, wenn zum Beispiel herauskäme, daß *Pilocarpus organensis* das hochtoxische Amidazol-Alkaloid Pilocarpin enthielte, das bereits aus zahlreichen Arten dieser Gattung bekannt ist? Oder wenn ein freundlicher Kräuterhändler aus der Nachbarschaft eine giftige *Pilocarpus*-Art mit *Pilocarpus organensis* verwechseln würde? *[Was in der BRD kaum passieren dürfte, da Kräuterhändler hierzulande nur jene Arten in die Hand bekommen, die unsere ach so kompetente Bürokratie für harmlos hält, Anm. d. Übers.].* Der Möchtegern-Entdecker eines neuen *Ayahuasca*-Analoges könnte so zum unabsichtlichen Entdecker einer neuen tödlich giftigen Pflanze werden! Machen Sie Ihre Hausaufgaben, bevor Sie *irgendeine* Pflanze oder irgendwelche "Kräuter" einnehmen, konsultieren Sie die Literatur, und vergewissern Sie sich, daß es zumindest einige Aufzeichnungen über die Einnahme der Pflanze durch Menschen gibt, aus der sich Richtlinien hinsichtlich der möglichen Giftigkeit und der Dosierung egeben. Wägen Sie ab, bevor Sie ein Wagnis eingehen; gebrauchen Sie Ihren Kopf und nehmen Sie nicht blind *irgendeine* Pflanze ein, mit der Sie nicht vertraut sind, aus welchem Grund auch immer! Ich kann das gar nicht genug betonen: Dies ist eine gefährliche Angelegenheit und Todesfälle sind nur allzu möglich! Mein persönlicher Rat: Wenn Sie irgendwelche Zweifel haben – *lassen Sie es bleiben*!

Auf der anderen Seite können wir sicher sein, daß wir mit der Zeit und durch vorsichtiges Experimentieren weitere sichere und effektive Tryptamin-Quellen für *Ayahuasca*-Analoge finden werden. Wir wissen bereits, daß *Acacia phlebophylla* und *Desmanthus illinoensis* geignet sind und ich denke, es ist wahrscheinlich, daß *Acacia simplicifolia, Acacia maidenii, Phalaris tuberosa* und möglicherweise einige der *Rutacaea*-Arten sich als erwiesenermaßen sichere und effektive Quellen von Tryptaminen für *Ayahuasca*-Analoge herausstellen werden. Themenbezogene Gruppen in Computernetzwerken wie *alt.drugs* im *Internet* sind vorzügliche Foren, um psychonautischen Erfahrungen auszutauschen, aber *Cave Fratem* ... passen Sie auf, der *Große Bruder* hört mit [Levy 1991, Sterling 1992]! Der wesentliche Vorteil von *Ayahuasca* gegenüber anderen Entheogenen wie LSD, Meskalin oder psilocybinhaltigen Pilzen ist der, daß sogar Bewohner von Stadtwohnungen ohne eigenen Garten und ohne chemisches oder botanisches Wissen ein sicheres und effektives Entheogen in weniger als einer halben Stunde zubereiten können. Dabei müssen sie nicht Mengen an Energie und Zeit investieren um schwierige Verfahren beherrschen zu lernen, wie es die Zucht entheogener Pilze erfordert, sondern jeder kann dies mittels der Technologie und der Geräte machen, die er sowieso im Haus hat, um koffeinangereicherte Extrakte aus Kaffebohnen herzustellen. Niemand braucht die Risiken einzugehen, die der Kauf und Gebrauch überwachter Chemikalien oder chemischer Geräte mit sich bringt. Stattdessen können einfache getrocknete Kräuter, die zum Teil bereits im Handel erhältlich sind und verschiedene legale Verwendungen haben, die zu *Ayahuasca*-Analogen in keiner Beziehung stehen, auf der Stelle und ohne Gefahr für den Verbraucher nur mit Wasser, Limonensaft und Hitze in entheogene Tränke verwandelt werden. Die kosmopolitische Natur potentieller Pflanzen, die als Quelle für *Ayahuasca* dienen können, ist ein weiterer klarer Vorteil – kein Schmuggel ist notwendig! *Ayahuasca borealis* kann schließlich aus Harmel-Samen und *Desmanthus illinoensis*-Wurzeln hergestellt werden, Büschen aus halbtrockenen Gebieten des Nordens; ökologisch und morphologisch so verschieden wie nur möglich von den Regenwald-Lianen, die verwendet werden, um *Ayahuasca australis* zuzubereiten. Wir haben hier in der Tat das Potential für ein pangæanisches Entheogen für das neue Jahrtausend!

EPILOG: EIN PANACÆA FÜR PANGÆA ?

Vor genau zweihundert Jahren, am 10. Oktober 1793, bot ein 35-jähriger Londoner Graveur die Resultate von zehn seiner eigenen “erleuchteten” Arbeiten zum Kauf an, “von gleicher Größe und Bedeutung wie die Werke jedes beliebigen Zeitalters”, darin eingeschlossen, zum Preis von 7 Shilling und 6 Pence, ein “bemerkenswertes prophetisches Buch” mit 14 Illustrationen, das den Titel *The Marriage of Heaven and Hell* (Die Hochzeit von Himmel und Hölle) trug. Falls William Blake sich überhaupt schuldig gemacht hat, dann der Untertreibung, da diese großangelegte Satire auf Politik, Religion und Philosophie auf jeden Fall eines der größten jemals verfaßten Gedichte ist, sei es in Englisch oder in irgend einer anderen Sprache. Blake war aufgerüttelt durch den geistigen Materialismus seiner Zeitgenossen, und gequält durch das Schreckensgespenst der industriellen Revolution, das seinen langen Schatten über England warf. Seine poetischen Worte sind heute so bedeutsam und aktuell, wie sie es vor zwei Jahrhunderten waren:

Alle Bibeln oder geheiligten Bücher waren die Ursachen folgender Irrtümer: 1. Daß der Mensch aus zwei Grundbestandteilen besteht: und zwar: ein Körper & eine Seele. 2. Daß Energie, genannt das Böse, nur vom Körper kommt; & daß Vernunft, Gott genannt, nur von der Seele kommt. 3. Daß Gott den Menschen in Ewigkeit quälen wird, der seiner Energie folgt. Aber die folgenden Gegenstücke dazu sind wahr: 1. der Mensch hat keinen von seiner Seele getrennten Körper; der sogenannte Körper ist ein Teil der Seele, von den fünf Sinnen, den Haupteinlaßpforten von Seele in diesem Zeitalter, als unterschiedlich wahrgenommen. 2. Energie ist die einzige Form des Lebens und stammt vom Körper; Verstand ist die Grenze oder der äußere Umfang der Energie. 3. Energie ist ewige Freude.

Blake sprach direkt aus dem *logos*, er goß in englische Wörter und gravierte Formen, was er sah ...nicht sah mit seinem "sterblichen und zugrunde gehenden" Auge, aber als "organisierte und minuziös artikulierte" Visionen, empfangen durch seine "imaginativen und unsterblichen Organe" und "in stärkerem und besserem Licht, als sein verlöschendes Auge" sehen konnte. Blake erkannte, daß es keinen Konflikt zwischen Fleisch und Geist, zwischen Körper und Seele gibt; daß dies eher die Frage einer dynamischen Interaktion zwischen Materie und Energie ist; daß die materialistische Wahrnehmung solider Körper nichts als eine grobe Verzerrung der allumfassenden Realität ist, gefiltert durch die fünf Sinne, "die Haupteinlaßpforten der Seele" in einem materialistischen Zeitalter. Man erinnnere sich, daß für Blake die fünf Sinne die Menschheit von der "immensen Welt der Freude" ausschließen, die sich bereits in "jedem Vogel, der den luftigen Weg durchkreuzt" zeigt [Blake 1946]. Noch einmal Blake:

Aber zuerst muß die Vorstellung, der Mensch hätte einen Körper, der von seiner Seele getrennt ist, ausradiert werden; dies tue ich, indem ich die scheinbaren Oberflächen auflöse und so das Unendliche enthülle, das verborgen war. Wenn die Pforten der Wahrnehmung geläutert würden, würde dem Menschen alles so unendlich erscheinen, wie es ist. Demgegenüber hat sich der Mensch selber eingeschlossen, bis er alle Dinge nur noch durch die engen Ritzen seiner Höhle sieht.

Blake hatte die Physik der Relativität und der Quantenmechanik um mehr als ein Jahrhundert vorweggenommen. Physiker, die ihre "phantasievollen und unsterblichen Organe" den Visionen aus Radioteleskopen, Elektronenmikroskopen und Teilchenbeschleunigern zugewandt haben, konnten auf wissenschaftliche Weise sehen, daß "Energie die einzige Form des Lebens darstellt" und daß unsere alltägliche Wahrnehmung des Universums als Materie eine Art von Halluzination ist, die nur auf einer sehr groben und oberflächlichen Stufe der Wahrnehmung wirksam ist. Nur durch einen zur unmittelbaren Erkenntnis in Widerspruch stehenden Vorgang, in dem er die "scheinbaren Oberflächen auflöst", kann der Wissenschaftler oder Mystiker das "Unendliche, das verborgen war" entdecken. In der Psychopharmakologie der Entheogene haben wir die Mittel, die ungesehenen, mystischen Welten von Physikern und Poeten in Einklang zu bringen. Die Entheogene erzeugen, wie Albert Hofmann behauptete, so etwas wie "Bruchstellen ... im unendlichen Reich des Materiellen" und finden statt "an einer Grenzfläche, ...an der Materie und Geist ineinander übergehen" [Hofmann 1980, 1989]. Entheogene verhalten sich zur Philosophie und Pharmakologie wie die radioaktiven Isotope zur Physik – Risse im materialistischen Bauwerk der Realität, wo Materie sich spontan verwandelt oder tiefgehend das Bewußtsein verändert.

Der Planet Erde, unsere liebe Frau Gæa, leidet enorm unter den Folgen unserer materialistischen Weltsicht, besonders der judæo-christlichen Tendenz, die Menschheit als besondere Schöpfung, getrennt von allen anderen gæanischen Lebensformen zu sehen, der darüber hinaus noch auferlegt ist, andere Kreaturen zu unterdrücken und zu beherrschen. Diese fürchterliche Dualität ist ein moderner Aberglaube, da es überwältigende wissenschaftliche und erfahrene Beweise dafür gibt, daß wir nur ein Fädchen im großen Gewebe des Lebens sind, biochemisch mit jeder anderen gæanischen Lebensform verwandt, und von den gleichen ursprünglichen Vorfahren abstammend. Diese Dualität ist ein trügerischer Aberglaube, denn die Einordnung der Menschheit weit oberhalb der Natur führte dazu, daß unser Planet und alle seine gæanischen Geschöpfe als 'Sachen' betrachtet werden. Anstatt unsere planetare Mutter zu ehren, aus deren tiefem, salzigen Schoß wir wunderbarerweise entsprangen, sehen wir nur Besitz, ...nur Dinge, die dafür da sind, gekauft und verkauft zu werden. Anstatt über das unaufhörliche, vergängliche, lebende Wunder zu staunen, das alle und jeder Einzelne unserer gefiederten, pelztragenden, beblätterten, stacheligen oder geschuppten Brüder darstellt, sehen wir nur Essen und Ressourcen, die ausgebeutet werden können. Und ausbeuten tun wir sie, so rücksichtslos, daß das Aussterben von Tier- und Pflanzenarten, ja sogar von ganzen Lebensräumen ein alltägliches Vorkommnis geworden ist. Bis hin zu der Zeit, wo es uns dämmern mag, daß auch wir uns auf der Liste der gefährdeten Arten befinden, könnte es ein wenig zu spät sein...!

Das ist der Punkt, wo *Ayahuasca* auf der Bildfläche erscheint, als ein heilender Balsam von den Läsionen des Materialismus, ... als ein mögliches *Panacæa* für unsere große geliebte Mutter *Pangæa*, da das Wesen der entheogenen Erfahrung Ekstase ist, im wahren Sinn des Wortes *ek-stasis* der "Rückzug der Seele aus dem Körper." Es ist ein unbeschreiblicher, geistiger, nichtmaterialistischer Zustand des Seins, in welchem das Universum mehr als Energie, denn als Materie wahrgenommen wird. Es ist Blakes ewige Freude, die archetypische religiöse Erfahrung, das Herz und die Seele des Schamanismus, der Höhepunkt menschlicher Leistung in der archaischen, präliteraten Welt. Es muß gesehen werden, so wie es auch Blake erkannte, daß "alles, was lebt, Heilig ist", *uns* eingeschlossen, und insbesondere unsere Erdmutter Gæa, diese lebende, atmende, wachsende und sich weiterentwickelnde Biosphäre, ... es gilt zu erkennen, daß *jeder* Ort ein heiliger Ort ist, da das Universum selber göttlich und unser Schöpfer ist. Wir sind alle gæanische Wesen, geformt aus dem Ton dieses wäßrigen blauen Planeten (mit ein bischen Sternenstaub gewürzt) – aber die irdischen Atome, die andauernd durch unsere Knochen, unser Blut und unsere Sehnen fließen und flechten, werden zu diesem ekstatischen Tanz des Lebens durch thermonukleare stellare Energie angeregt.

Schamanistische Ekstase ist die *echte* "Religion der Alten Zeit", die modernen Kirchen sind nur noch blasse Erinnnerungen daran. Unsere Vorfahren entdeckten an vielen Orten und zu vielen Zeiten, daß die leidende Menscheit in der ekstatischen entheogenen Erfahrung die kultivierte Klugheit, die jedes einzelne menschliche Wesen von allen anderen Kreaturen und sogar von anderen Menschen trennt, mit den wilden und ungezähmten, prachtvollen animalischen Körpern, die wir auch sind, aussöhnen kann. Blake sagte dies auf wunderschöne Weise, sagte, daß diese Energie des Lebens, diese ewige Freude, vom Körper kommt ... dieser Körper, den man als eine umfassende energieverarbeitende Maschine betrachten kann, die arbeitet, um ein Bewußtsein in einem Biocomputer zu erhalten ... oder es sind vielleicht der Körper und der Biocomputer auf gleiche Art nur umfassende Mechanismen, die die Replikation einiger unsichbarer, durchscheinender Stränge von Nukleinsäure aufrechterhalten sollen! Dieses *Mysterium tremendum*, diese *Unio mystica*, diese ewig in Entzücken versetzende Erfahrung des Universums als Energie ist eine *sine qua non* der Religion, sie ist das, *wofür Religion da ist*! Es ist nicht nötig, den Glauben zu haben, denn es ist die ekstatische Erfahrung selber, die einem den Glauben an die wahre Einheit und Integrität des Universums *gibt*, an uns selber als integrale Bestandteile des Ganzen. Sie ist es, die vor uns die sublime Erhabenheit unseres Universums und das schwankende, schillernde, alchemische Wunder, daß das alltägliche Bewußtsein darstellt [Ott, in Vorbereitung], enthüllt.

Wir müssen von unserem judæo-christlichen Sockel heruntersteigen, und uns unserer Verwandtschaft mit den Pflanzen und tierischen Kreaturen, die unsere Mitgeschöpfe sind, erfreuen ... wir müssen Religionen zurückweisen, die sich *gegen* religiöse Erfahrungen *wehren*, langweilige Kommunion mit einem *Placebo*-Sakrament feiern, das

Glauben verlangt und keinen gibt! Wir müssen die entheogene Reformation fördern, Herz und Seele, ja das zentrale Mysterium von blutleeren, rein theoretischen Religionen wiederbeleben, die den Bezug zur Spiritualität und damit jegliche Bedeutung und Relevanz verloren haben. Wir müssen das zurückweisen, was Blake "blasse religiöse Unzucht" nannte, das, was die klaffende Wunde zwischen Körper und Seele nicht heilt, sondern nur noch weiter auseinanderreißt!

Entheogene wie *Ayahuasca* könnten die richtige Medizin für die hypermaterialistische Menschheit auf der Schwelle zu einem neuen Jahrtausend sein, das darüber entscheiden wird, ob unsere Art weiterhin wachsen und gedeihen oder sich selber in einem massiven biologischen Holocaust zerstören wird, der sich mit nichts vergleichen läßt, was dieser Planet in den letzten 65 Millionen Jahren erfahren hat. Die meisten von uns glauben nicht mehr wirklich an die Götter; nur wenige glauben an unsere Regierungen, und auch nicht an die Wissenschaft oder die Technologie ... aber wir *glauben* an die Magie der Drogen! Wir glauben, daß Injektionen nahezu alles heilen können ... wir möchten nicht hören, daß Rauchen, das Trinken von Alkohol, das Fehlen körperlichen Trainings und falsche Ernährung zu Koronarerkrankungen führen, wir wollen eine "magische Kugel", die diese sofort verschwinden läßt. Wir zählen auf Drogen, um unsere Krankheiten zu heilen, unsere Schmerzen zu lindern, um die Gewaltsamen ruhigzustellen, um uns zu wecken, um uns in den Schlaf fallen zu lassen, um uns gesellig zu machen, um uns zu unterhalten, uns zu entspannen, uns klüger zu machen, stärkere Athleten aus uns zu machen ... an Drogen glauben wir, oh ja! Es zeugt von höchster Ironie, daß eine materielle Substanz, eine Droge, die effektive Medizin gegen den Materialismus sein könnte:

Mit unserem ganzen modernen Wissen brauchen wir die göttlichen Pilze vielleicht nicht mehr. Oder brauchen wir sie mehr als je zuvor? Einige entsetzt es, daß sogar der Schlüssel zur Religion auf eine einfache Droge reduziert sein könnte. Auf der anderen Seite ist die Droge so geheimnisvoll, wie sie es schon immer war: "Wie der Wind kommt sie, wir wissen weder woher, noch warum".

Ich wage es, R. Gordon Wassons rhetorische Frage zu beantworten: genau *wegen* unseres modernen Wissens *brauchen wir die göttlichen Entheogene mehr denn je zuvor.* Weit entfernt davon, das Mysterium *aus der* Religion zu entfernen, bringt die Wiedereinführung *wahrer* entheogener Sakramente das Mysterium *wieder in* die Religion *zurück* und macht die Notwendigkeit an eine sophistische Doktrin glauben zu müssen, überflüssig. Die entheogene Reformation ist unsere größte Hoffnung zur Heilung unserer Lieben Frau Gæa, während sie ein *wahres* religiöses Wiederaufleben in einem neuen Jahrtausend fördert. Dieses Wiederaufleben ist schon auf dem Weg unter dem enormen Sternenzelt dieses wasserblauen Planeten ... "Gi′ me that old time Religion"!

Anmerkungen

[1] Im Jahr 1970 berief R. Gordon Wasson ein informelles Komitee von Forschern ein, die sich für die Ethnopharmakognosie schmanistischer Rauschmittel interessierten. Anlaß dafür war die Suche nach einem Ersatz für inadäquate Begriffe wie "halluzinogen" (der Wahnideen und Täuschung impliziert, und bei Psychotherapeuten die Vorstellung von etwas krankhaftem weckt), "psychotomimetisch" (das ebenfalls krankhafte Vorgänge impliziert), und "psychedelisch" (abgesehen davon, daß dies ein pejorativer Begriff ist, der schamanistische Rauschmittel in den Augen von Personen, die mit diesem Gebiet nicht vertraut sind, herabsetzen würde, ist dieser Begriff dermaßen mit Nebenbedeutungen der "Gegenkulter" der sechziger Jahre belegt, daß es schon von daher unpassend wäre, von einem Schamanen zu sprechen, der eine *psychedelische* Pflanze einnimmt). Ich habe die Geschichte der Begriffe *psychedelisch* und halluzinogen in meinem kürzlich erschienenen Buch *Pharmacotheon* zusammengefaßt. Mitglieder unseres Komitees waren die klassischen Wissenschaftler Carl A.P. Ruck und Danny Staples von der Boston University und die unabhängigen Ethnobotaniker Jeremy Bigwood, Wasson und ich. Einer von Rucks frühen Vorschlägen war *epoptisch* von den griechischen *Epopten*, das Eingeweihte in die eleusinischen Mysterien bezeichnete, die *ta hiera* gesehen haben, "das Heilige." Wasson mochte diesen Begriff nicht ... er sagte, das klang wie "pop, goes the weasel" *(ein engl. Kinderlied, Anm. d. Übers.)*! Ich schlug *Pharmacotheon* vor, das den Vorteil hatte, bereits ins *Oxford English Dictionary* aufgenommen worden zu sein. Aber das schien etwas übertrieben und ließ sich auch nicht in gefälliger Weise in eine adjektive Form bringen. Wir einigten uns schließlich auf den Neologismus *Entheogen[sic]*, aus dem griechischen *entheos*, ein Begriff, der von den alten Griechen benutzt worden war, um prophetische oder poetische Inspiration zu beschreiben. Wörtlich bedeutet der Begriff "das Göttliche innerhalb werden". Er kann in der Weise verstanden werden, daß der Benutzer erkennt, daß das Göttliche die ganze Schöpfung erfüllt, oder er kann in der spezifischen Bedeutung gebraucht werden, daß die *entheogene* Pflanze selber mit dem Göttlichen durchdrungen ist. Es ist *kein* theologischer Begriff, bezieht sich nicht auf irgendeine Gottheit, und ist auch nicht als pharmakologischer Begriff gedacht, um eine spezifische chemische Klasse von Drogen zu bezeichnen (*psychedelisch*, zum Bei-

spiel, wird von einigen *sensu strictu* als ein Begriff gesehen, um meskalinartige β-Phenäthylamine oder DMT-ähnliche Tryptamine zu bezeichnen). Eher ist es ein kultureller Begriff, der alle schamanistischen Rauschmittel beinhaltet – Sakramente, Pflanzenlehrer, das Arbeitsmaterial der Schamanen auf der ganzen Welt. Wie Bernard Ortíz de Montellano ausgeführt hat, reflektiert dieses Wort am besten die traditionellen Konzepte, so wie sie durch die alten Náhuatl-Ausdrücke *itech quinehua* "es ergreift Besitz von ihm" oder *itech quiza* "es kommt in ihm heraus" als Beschreibungen für die schamanistische Berauschung angedeutet werden [Ortiz de Montellano 1990]. Wir lancierten den Neologismus im *Journal of Psychedelic Drugs*, in einer Ausgabe, die ich herausgab, und in der ich vorschlug, den Namen in *Journal of Entheogenic Drugs* zu ändern [Ruck *et al.* 1979]. Dazu kam es nicht, aber ich glaube, es beeinflußte die Herausgeber, so daß sie zwei Jahre später den Namen in *Journal of Psychoactive Drugs* änderten, und damit den Begriff *psychedelisch* mehr als je zuvor als so obskur kennzeichneten, wie er es tatsächlich verdient. Nach meiner eigenen Zählung wurde unser neues Wort in zumindest sieben Sprachen gedruckt, den wichtigsten europäischen Sprachen plus Katalanisch, und wurde inzwischen von den führenden Experten auf diesem Gebiet weitgehend akzeptiert. Ich erwarte, daß die vor kurzem erfolgte Veröffentlichung meines Buches *Pharmacotheon* diesen Begriff vollständig in der englisch-, deutsch- und spanischsprechenden Welt etablieren wird.

2 Trotz der begrenzten Erhältlichkeit der anfangs benötigten Materialien und chemischen Reagenzien unter den Bedingungen des modernen "Kriegs gegen die Drogen" kann LSD für einen Pappenstiel hergestellt werden. Am Höhepunkt der Nachfrage, als die sechziger Jahre den siebzigern Platz machten, wurde LSD in den Vereinigten Staaten zum Preis von etwa 4000 $ *per* Gramm verkauft. Ein Gramm repräsentiert 10.000 Dosen von 100 mcg, dies entspricht einem Großhandelspreis von etwa 0,40 $ *per* Dosis. Zu dieser Zeit wurde Ergotamintartrat, das sinnvollste Ausgangsmaterial für die illegale Herstellung von LSD, für etwa 30.000 $ per Kilo gehandelt. Aus diesem konnte eine Ausbeute von etwa 30 % LSD unter primitiven großangelegten Bedingungen gewonnen werden. Geht man von 3 kg Ergotamintartrat und 10.000 $ für Hilfsreagenzien, Ausrüstung und Nebenkosten aus, so konnte ein Kilogramm LSD für ungefähr 100.000 $ hergestellt werden. Dieses Kilo LSD würde 10 Millionen Dosen repräsentieren, oder Produktionskosten von 0,01 $ per Dosis. Selbst als der Großhandelspreis von LSD in den späten siebziger und frühen achtziger Jahren auf unter 2000 $ per Gramm sank, repräsentierte dies immer noch den 20-fachen Selbstkostenpreis, eine ansehnliche Gewinnspanne. In den frühen Tagen des LSD-Marktes wurden Dosen von 250-300 mcg verkauft, aber die typische Dosis sank schnell auf

100 mcg, dann darunter und enthält heute vermutlich ungefähr 50 mcg [Brown & Malone 1973; Marnell 1993; Ratcliffe 1973].

[3] Wie ich bereits ausführlich im *Pharmacotheon* dargelegt habe, gibt es im Laiengebrauch einige Verwirrung, was die Terminologie, die die Herkunft von Drogen bezeichnet, betrifft. Der Terminus *synthetisch* bezieht sich auf die Art der Herstellung und ist kein qualitativer Begriff. Drogen können entweder *natürlich* sein (wenn ihr Vorkommen in Pflanzen oder Tieren nachgewiesen werden konnte) oder *künstlich* (wenn dies nicht der Fall war). Auch *natürliche* Drogen können *synthetisch* sein, wenn sie durch menschliche Kunstgriffe erzeugt wurden. Psilocybin und DMT sind Beispiele *synthetischer Naturstoffe*, da sie meistens im Labor hergestellt wurden. Von jeder *künstlichen* Droge kann die Künstlichkeit nur provisorisch angenommen werden, da sich bei *künstlichen* Verbindungen, bei Kreationen des Laboratoriums, oft im Zuge weiterer Forschungen zeigt, daß sie *natürliche* Drogen sind. Hierfür ist DMT das perfekte Beispiel: Nachdem es im Jahr 1931 erstmalig synthetisiert worden war, existierte es 24 Jahre lang als *künstliche* Droge, bis endgültig gezeigt werden konnte, daß es eine *natürliche* Droge und der aktive Wirkstoff der *Cohoba-* und *Yopo*-Schnupfpulver ist (siehe Kapitel zwei und *Pharmacotheon*) [Fish *et al.* 1955; Manske 1931; Ott 1993]. Es ist der Gipfel der Torheit und der Überheblichkeit, einige Drogen aufgrund der Tatsache, daß sie *natürlich* sind zu lieben und andere, im Glauben daß sie *künstlich* sind, zurückzuweisen – wir können nicht wissen, welche mutmaßlich *künstlichen* Verbindungen in Zukunft einmal, wie DMT, *Valium* und Polyester als natürliche Produke erkannt werden !

[4] Im altindischen *Rg Veda,* dem ältesten der vier *Vedas* und einer grundlegenden heiligen Schrift des Hinduismus, die aus der Mitte des zweiten Jahrtausends vor der christlichen Ära datiert, richtete sich eine erhabene Dichtung an *Soma,* das einmal zugleich ein Gott, eine Pflanze und der Saft dieser Pflanze war. R. Gordon Wasson widmete einen großen Teil eines ganzen Jahrzehnts der gemeinschaftlichen Erforschung von *Soma.* Sein Buch: *Soma, Divine Mushroom of Immortality* (Soma, göttlicher Pilz der Unsterblichkeit), ist nicht nur ein Meisterwerk der Literatur und der Buchmacher-Kunst, sondern eines der größten und wichtigsten wissenschaftlichen Bücher der Geschichte [Wasson 1986]. Die *Rg Veda* nimmt wiederholt Bezug auf den *Soma*-Trank – ganz entschieden als Entheogen, wie der Vedist Wendy Doniger behauptet hatte – und zwar unter dem Namen *Amrta* (manchmal *Amrita* oder *Amreeta,* so wie es auch ausgesprochen wird, geschrieben) [Doniger O'Flaherty 1982]. Dieses Wort wurde als "Pharmacotheon" oder "Entheogen" übersetzt, obwohl das *Oxford*

English Dictionary "unsterblich, ambrosisch" anführt. In der Tat ist der verwandte Begriff im griechischen *Ambrosia*, die legendäre Speise, oder genauer, der Trank der olympischen Götter, der zweifellos ursprünglich ein Entheogen wie Soma war, wenn er nicht gar damit identisch gewesen ist (in der Tat weisen Belege darauf hin, daß beide, *Soma/Amrta* und *Ambrosia/Nectar* ursprünglich entheogene Pilze waren. Der interessierte Leser sei hiermit auf mein noch nicht fertiggestelltes Buch *Pharmacotheon II: Entheogenic Plants and the Origins of Religions* [Ott, in Vorb.], verwiesen.

5 Seit der Zeit der *Rg Veda*, ca. 1500 v. Chr. bis zum Ende des vierten Jahrhunderts unserer Zeitrechnung wurde in einem Tempel in der Nähe von Athen alljährlich eine Einweihung in die heiligen Mysterien von Eleusis gefeiert. Jeder, der griechisch sprach und den Preis für die Aufnahme bezahlen konnte, wurde zur Einweihung zugelassen, aber nur einmal im Leben. Die meisten der führenden Intellektuellen der Antike waren Eingeweihte und viele attestierten den Wert der Erfahrung, die "neu, erstaunlich, der rationalen Erkenntnis nicht zugänglich" war. Die Initianden oder *Mysten* der Erfahrung konnten nur sagen, daß sie *ta hiera* "das Heilige" gesehen hatten – es war durch das Gesetz bei Todestrafe verboten, mehr zu sagen. Aus den fragmentarischen Hinweisen vieler Autoren, aus einem anonym verfaßten Gedicht des siebten Jahrhunderts v. Chr. mit dem Titel *Homerische Hymne an Demeter* (das die Gründung der Mysterien durch Demeter, gramgebeugt wegen der Entführung ihrer Tochter Persephone durch Hades, beschreibt) und von einem Fresco in Pompeii wissen wir, daß die Initianden einen *Kykeon* genannten Trunk oder eine "Mixtur" tranken. Dies bereitete sie darauf vor, eine Seelen-erschütternde Erfahrung zu erleben, die für immer ihre Leben bereichern und sie zu *Epopten* umbilden sollte, zu denen, die gesehen hatten. Im Jahr 1978 enthüllten R. Gordon Wasson, Albert Hofmann und Carl A. P. Ruck das alte Geheimnis der Mysterien, das 3500 Jahre gehütet worden war, als sie behaupteten, daß das *Kykeon* ein entheogener Trank war, der LSD-ähnliche Ergolin-Alkaloide enthalten hatte. Der Leser sei im Hinblick auf weitere Einzelheiten auf ihr Buch: *Der Weg nach Eleusis: Das Geheimnis der Mysterien* [Insel Verlag, Frankfurt am Main 1984, Wasson *et al.* 1978] hingewiesen; in meinem *Pharmacotheon* [Ott 1993] findet sich eine Zusammenfassung dieser Theorie.

6 Der Name der klassischen Erdmutter-Gottheit der Vorzeit wird entweder Gaia oder Gæa geschrieben. Das Erstere wird im Deutschen "Gäa" ausgesprochen; obwohl sich im englischen Sprachraum die seltsam falsche Aussprache "**guy** uh" ausgebreitet hat, was dort den Namen der weiblichsten aller Gottheiten männlich klingen läßt ! Die alternative Rechtschreibung, Gæa, wird "Dschieh-ah" (engl: "**jee** uh") ausgesprochen

(so wie in Pangæa, dem ursprünglichen Super-Kontinent der geologischen (Gæalogischen) Plattentektonik-Therorie). Da ich diesem Buch den Untertitel Pangæanische Entheogene gegeben habe, um die kosmopolitische Natur der *Ayahuasca*-Analoge herauszustellen, habe ich mich entschlossen, ihren Namen Gæa (*Gea* im spanischen) zu schreiben. Ein überholter Name für die alte Welt ist Palæogæa. Mein Bezug auf den "bösen und heuchlerischen, bereits fünfzehnhundert-und-achtundneunzig Jahre alten Kreuzzug zur Tilgung dieser Klasse von Drogen vom Angesicht der Erde" datiert von der Zerstörung des Eleusinischen Heiligtums durch Alarichs Gothen in Jahr 396 n. Chr. Dieses Ereignis markiert das Ende der organisierten heidnischen Religion im Mittelmeerraum und den endgültigen Untergang der klassischen Welt.

7 Autoren der frühesten Abhandlungen über entheogene Drogen, die aus der Mitte des letzten Jahrhunderts datieren, haben den Ausdruck "Narkotica" für diese Substanzen gewählt. Ernst Freiherrn von Bibras Werk *Die narkotischen Genußmittel und der Mensch* [1855], James F. Johnstons *The Chemistry of Common Life*, mit acht Kapiteln über "The Narcotics we Indulge In" (die Narkotica, denen wir uns hingeben) [1853-1855] und Mordecai Cubitt Cookes *The Seven Sisters of Sleep. Popular History of the Seven Prevailing Narcotics of the World* [1860] (Die sieben Geschwister des Schlafs. Populäre Geschichte der sieben vorherrschenden Narkotica der Welt) bedienten sich alle dieser Assoziation. Als Richard Spruce erstmalig über seine Studien von *Ayahuasca* und entheogenen Schnupfpulvern berichtete, nannte er sie "bemerkenswerte Narkotika" [1873]. Das Wort Narkotika leitet sich jedoch vom griechischen Wort ναρκωτικ-υμ ab, "gefühllos machen, betäuben", was die Definition von *Narkotikum* als Mittel zum "Herbeiführen von Stupor, Schlaf oder Gefühllosigkeit" [*Oxford English Dictionary*, Kompaktausgabe, S. 1895] stützt. Das ist aber genau die gegenteilige Wirkung von Entheogenen, die potente Stimulantien, Schlafantagonisten und sensibilisierende Mittel sind! Ich habe den modernen Mißbrauch des Begriffes Narkotikum in diesem Kontext in *Pharmacotheon* zusammengefasst und dazu angemerkt, daß dieses Wort entschieden pejorativ ist, da es eine moderne Bedeutung von "illegale Substanz" angenommen hat *(Dem engl. Begriff* narcotic *entspricht das deutsche "Betäubungsmittel", Anm. d. Übers.).* Jeder, der sich etwas Sensibilität für die Nuancen und die politische Bedeutung von Worten erhalten hat, wird nur sehr unwillig den Begriff Betäubungsmittel mit den Entheogenen in Zusammenhang bringen [Ott 1993].

8 Bei chemischen Analysen eines botanisch undokumentierten *Epená*-Schnupfpulvers, das von den venezuelanischen Surará-Indianern zubereitet worden war, wurden Harmin und *d*-Leptaflorin plus Spuren von Harmalin gefunden [Bernauer 1964; Holm-

stedt & Lindgren 1967]. Obwohl verschiedene β-Carbolin-Alkaloide tatsächlich ausin diesen Schnupfpulvern verwendeten *Virola*-Arten bekannt waren, wurden diese drei nie in *Virola* gefunden und sind sichere Zeichen für *Banisteriopsis* und die anderen in *Ayahuasca* gebrauchten Malpighiaceae. Die gleichen drei β-Carboline wurden auch aus den Stämmen einer Liane isoliert – erwiesenermaßen *Banisteriopsis* – von der es hieß, sie wäre zur Zubereitung eines *Paricá*-Schnupfpulvers durch die Tukano- und Tariana-Indianer des Río Negro verwendet worden [Biocca *et al.* 1964]. Es gibt somit einige Beweise dafür, daß *Banisteriopsis* im Komplex südamerikanischer Schnupfpulver eine Rolle spielt und Holmstedt & Lindgren [1967] machten einige Anmerkungen über die Möglichkeit einer pharmakologischen Synergie vom *Ayahuasca*-Typus zwischen den β-Carbolinen und den Tryptaminen in den Schnupfpulvern (siehe Seite 60).

9 Die Wandbilder in der großen mesoamerikanischen Metropolis Teotihuacan sind beredte graphische Pæans auf die heiligen Entheogene: Körperlose Augen im Überfluß, von denen Wasson meinte, sie könnten einfache und natürliche Symbole für das visionäre Auge des Sehenden, der von entheogenen Pflanzen berauscht ist, sein [Wasson 1980]. Die schönen Wandbilder finden sich in zahlreichen niedrigen, labyrinthartigen Gebäuden, die erwiesenermaßen als *cenacula* für die sakramentale Einnahme der wunderbaren Pilze, von *Ololiuhqui*, *Ska Pastora* und den anderen mexikanischen Entheogenen dienten (siehe mein *Pharmacotheon* zu Details über mexikanische schamanistische Rauschmittel; Ott 1993). Die Wandbilder stellen umherstreifende körperlose Augen dar und entheogene Pflanzen, deren Blüten "lauter Augen" sind und von denen Blüten Tropfen entheogener Tränke mit angefügten körperlosen Augen absondern. Was könnten diese "Tropfen körperloser Augen" anders darstellen, als den entheogenen visionären Trank, der von entheogenen Blumen abgegeben wird [Ott & Wasson 1983]? Für die alten Azteken war "Blumen" (*xóchitl* oder *ihuinti*) eine Metapher für entheogene Pflanzen und sogar die blütenlosen Pilze wurden *xochinanácatl* "Blumenpilze" genannt, entheogene Pilze. Wenn die Wandbilder "Sprachrollen" zeigen, die mit Blumen verziert sind, so muß dies das *logos* oder die orakelhafte Sprache des Priesters repräsentieren, der in einen *temicxoch* oder "blumigen Traum" – entheogenen Traum – versunken ist, wie es in *tecpillatolli*, der heiligen Sprache der Priester und Poeten ausgedrückt wird [Cáceres 1984; León Portilla 1961; Ortiz de Montellano 1990; Ott 1993].

10 Während der 1977 stattgefundenen Alpha-Helix Amazonas-Expedition wurden Extrakte aus frischem Rindenmaterial von *Brunfelsia grandiflora* subsp. *schultesii* ge-

wonnen, die "große Mengen Scopoletin enthielten, von dem man zeigte, daß es psychopharmakologische Aktivität bei Mäusen hervorrief". Allerdings wurde die Scopoletin-freie Fraktion weiter fraktioniert und stellte sich ebenfalls als aktiv heraus. Die Pharmakologie dieser fesselnden Pflanzen harrt noch einer vollständigen Klärung [Schultes & Hofmann 1980].

11 Abgesehen von dem Problem der Analyse einer Probe *Ayahuasca*, die mehr als zwei Jahre ohne Kühlung gelagert war, ist die Studie von 1970 der Der Marderosian-Gruppe wegen einiger offensichtlicher typographischer Fehler schwierig zu interpretieren. Obwohl berichtet wurde, der Trank enthielte 0,007% Harmin und 0,011% Harmalin, behaupteten die Autoren, sie hätten die "Trennung kristallinen DMTs und Harmins aus ihm zustande gebracht." Wäre Harmalin tatsächlich in einer 50% höheren Konzentration als Harmin vorhanden gewesen, wäre es wohl sehr unwahrscheinlich, daß das niedriger-konzentrierte der beiden Alkaloide (die chemisch sehr ähnlich sind) auskristallisierte. In ihren Schlußfolgerungen erklärten die Autoren vage, daß die typische Dosis "etwa 0,02 g Harmalin oder Harmin" enthielt, und notierten, daß "häufig das zwei- oder dreifache dieser Dosis konsumiert wird" [Der Marderosian *et al.* 1970]. Nimmt man andere Belege, die zeigen, daß Harmin und *d*-Leptaflorin die Hauptalkaloide von *Ayahuasca* sind, mit Harmalin als einem nur in Spuren vorkommenden Bestandteil, und den Bericht dieser Autoren, daß sie *Harmin* und nicht Harmalin aus dem Trank kristallisiert hätten, scheint die Behauptung von 50 % mehr Harmalin als Harmin ungewöhnlich zu sein. Daß nicht von der Entdeckung von *d*-Leptaflorin berichtet wurde, ist ebenfalls ungewöhnlich.

12 Neben Proben von *Banisteriopsis caapi* von den Culina- und Sharanahua-Indianern analysierten Rivier & Lindgren [1972] Proben von Mestizen-*Ayahuasqueros* aus Iquitos und Tarapoto, Perú und fanden 0,57 % respektive 0,83 % Alkaloide, während Blätter von *cielo Ayahuasca* aus Iquitos 0,25% enthielten. McKenna berichtete später, eine *cielo-Ayahuasca* Probe aus Iquitos enthielte 0,17 % Alkaloide [McKenna *et al.* 1984a]. Rivier und Lindgren analysierten ebenfalls die Probe von einem Mestizen vom Río Ucayali, und Proben aus Ecuador und Brasilien, ebenso solche von Piro-Indianern aus Perú und Marinahua-Indianern aus dem Bereich des oberen Río Purús.

13 McKennas [1984a] Gruppe analysierte ebenfalls gefriergetrocknete *Ayahuasca*-Proben aus Iquitos und Tarapoto in Perú, gab aber keine Informationen über die Zubereitung oder die Höhe der Dosen. Die einzelne Probe aus Tarapoto enthielt 0,29 % Gesamtalkaloide (50 % Harmin, 36 % *d*-Leptaflorin, 14 % Harmalin und kein

DMT). Diese Probe war mit *Psychotria carthagenensis* [*sic*] zubereitet worden, bei dessen Analyse kein DMT festgestellt werden konnte. Drei verschiedene Proben von *Ayahuasca* aus Iquitos enthielten 0,67, 0,31 und 0,32 % Alkaloide (Durchschnitt 0,43 %), von denen 42, 33 und 27 % (Durchschnitt 34 %) Harmin waren, 38, 33 und 30 % (Durchschnitt 34 %) *d*-Leptaflorin; 9, 17, 20 % (Durchschnitt 15 %) Harmalin und 11, 8, 2 % (Durchschnitt 7 %) DMT. Nimmt man eine Dosis von 100 ml an, so würde das im Durchschnitt 397 mg Gesamtalkaloide ergeben, mit jeweils 135 mg Harmin und *d*-Leptaflorin, 60 mg Harmalin und 28 mg DMT.

14 Sogar eine alte Probe kristallinen Harmalins von einer großen deutschen chemisch/pharmazeutischen Firma stellte sich nach einer Analyse als eine Mischung von zwei Teilen Harmalin mit einem Teil Harmin heraus, letzteres offensichtlich ein Zersetzungsprodukt [Shulgin 1993].

15 Turner und Merlis führten Experimente an 14 "Schizophrenen" in einer New Yorker Anstalt für Geistesgestörte durch, die sie wie viele andere Versuchskaninchen behandelten. Sie begannen damit, Tests mit Bufotenin durchzuführen, ein schädliches, nicht-entheogenes Tryptamin (5-Hydroxy-DMT), das bereits bei Versuchen von Howard D. Fabing und J. Robert Hawkins [1956] gezeigt hatte, daß es lebensbedrohliche Kreislaufkrisen auslösen kann, und die Gesichter von vier unglücklichen Insassen des Ohio-State Gefängnisses die verwässerte "Farbe von Auberginen" annehmen ließ! Turner und Merlis fanden ebenfalls eine dramatische Kreislaufkrisis nach der intravenösen Verabreichung von 10 mg Bufotenin an einen ihrer hilflosen "Patienten", und hörten erst damit auf Bufotenin zu mißbrauchen, als drei ihrer "Patienten" nach relativ kleinen Dosen der Droge beinahe gestorben wären. In unglaublicher Weise injizierten Turner und Merlis ihren Schutzbefohlenen die gefährliche Droge, "als sie aus dem Insulin-Koma herauskamen oder nach einer EST-Behandlung" (sogenannte Elektro-Schock-"Therapie"), und ebenfalls nach Vorbehandlung mit Chlorpromazin und Reserpin. In den zwei Fällen, die Chlorpromazin und Reserpin betrafen "erwies sich jede der beiden [Bufotenin] Injektionen schon in kleinen Mengen (zwischen 2,5 und 5,0 mg) beinahe als verhängnisvoll" und führte zu Atemstillstand und der charakteristischen Zyanose, die in gefühlloser Weise als "pflaumenfarbenes" Gesicht beschreiben wurde! Die "Patienten wurden hochgradig ängstlich", was darauf hindeutet, daß sie nicht allzu weit von der Wahrnehmung entfernt waren, daß ihre Ärzte (und Gefängniswärter) versuchten sie umzubringen! Nachdem sie sich so aufgewärmt hatten, fuhren die Doktoren Hyde mit Experimenten fort, bei denen zehn "Patienten" intramuskuläre Injektionen von DMT verab-

reicht wurden. Während 5-20 mg DMT nasal und bis zu 350 mg oral wirkungslos blieben, waren intramuskuläre Injektionen von 25 mg der Droge beeindruckend wirksam, mit "einem oder mehreren Anzeichen von Furcht" bei jeder der neun Versuchspersonen, die diese Dosis erhielten. Wie verlautet sagte ein "Patient" nach einer 25 mg Injektion von DMT "Sie machen mir Angst. Was haben Sie mit mir gemacht?" Dessenungeachtet reagierten die wahnsinnigen Ärzte darauf, *indem sie die Dosis* in weiteren Tests auf 50 mg *erhöhten.* Erst als eine "Patientin" nach einer Injektion von 40 mg beinahe an einem Herzstillstand starb ("entwickelte schnell eine extreme Zyanose"), 30 Sekunden lang ohne Puls war und eine Herzmassage brauchte, um sie zu retten, wurden die netten Ärzte aus Furcht eine Spur vorsichtiger. Fünfzehn Minuten nach der beinahe verhängnisvollen Injektion von DMT war die unglückliche Frau "in der Lage, wieder zu sehen und in ein Mikrophon zu antworten, in das sie 'Nimm das weg. Ich mag sie nicht' sprach". Obschon Turner und Merlis diese vom Unglück verfolgten "Patienten" wie so viele Labortiere behandelten, klangen ihre auf Band aufgenommen Antworten ziemlich vernünftig und sie waren sich auch dessen bewußt, was mit ihnen geschah. Natürlich probierten Turner und Merlis diese mörderischen Versuche nicht an sich selber aus, ihr einziger psychonautischer Versuch war der mit einem perúanischen *Yopo*-Schnupfpulver, daß sie von Siri von Reis hatten, mit dem "einer von uns zuerst [erfolglos] versuchte, bei sich selber Berauschung hervorzurufen. Danach wurden schizophrene Versuchspersonen eingehend getestet". Ich nenne dieses Experiment unethisch und führe es als Beispiel von Drogenmißbrauch an, weil die einzig ethische Weise, mögliche psychoaktive Drogen zu testen, an einem selber ist, in Selbstversuchen, um grundlegende Werte hinsichtlich der Giftigkeit und Dosierung zu erhalten (siehe Anm. 18). Erst dann, wenn die Sicherheit einer Zubereitung auf diese Weise festgestellt wurde, kann es ethisch sein, weitere Tests an vollständig informierten Freiwilligen durchzuführen. Das Nürnberger Kriegsverbrecher-Tribunal verurteilte einige deutsche Ärzte zum Tod durch Erhängen. Diese hatten Versuche ähnlich denen, die von Fabing und Hawkins im Staatsgefängnis von Ohio und von Turner und Merlis im New Yorker "Krankenhaus" für Geisteskranke durchgeführt wurden, an Gefangenen in Konzentrationslangern in Dachau und anderswo unternommen. Die Tribunale führten zu einem Ethik-Kodex, der alle medizinischen Versuche betrifft, und der verlangt, daß menschliche Versuchspersonen, dic an irgendwelchen medizinischen Experimenten teilnehmen, vorher ihr volles freiwilliges Einvertändnis dazu gegeben haben müssen [Annas & Grodin 1992]. Von keinem Gefängnisinsassen oder geisteskranken Patienten kann gesagt werden, sie hätten freiwillig an solchen Experimenten teilgenommen; der Freiheitsentzug, dem sie unterliegen und ihr mittelloser Zustand schließen die Möglichkeit einer objektiven und freien Entscheidung aus. Inzwischen führte die U.S.-Regierung unter der Schutzherrschaft des CIA-Projektes MKULTRA mit etwa 800 Drogen, darunter Bufotenin, am "Addiction Research Center Hospital [*sic*]" des "U.S. Public Health Service" in Lexington, Kentucky, Versuche mit Gefangenen durch. In dieser mit öffentlichen Geldern unterstützten Institution, die dem Anschein nach existiert, um Drogenabhängigkeit zu "heilen", erhielt Harris S. Isbell die "freiwillige Zustimmung" seiner "Patienten" (da diese Institution offiziell als Strafanstalt eingeordnet wurde, sollten sie vielleicht besser "Gefangene" genannt werden), indem er ihnen eine Art Bezahlung anbot – als Bezahlung für die Teilnahme an den Experimenten wurden Heroin- und Morphininjektionen verabreicht [Lee & Shlain 1985; Marks 1979]! Dies sind alles klassische Beispiele für den Mißbrauch entheogener Drogen – sie an Versuchspersonen zu verabreichen, die sie nicht nehmen wollen (oder nicht verstehen können) – und dies sind ebenfalls Lehrbuchbeispiele für unethisches Experimentieren. Ethische Verfahren für Menschenversuche neuer psychoaktiver Mittel wurden in bewundernswerter Weise von der Gruppe um Alexander T. Shulgin aufgestellt und befolgt, dessen Tests von 179 neuen psychotropen Mitteln am Menschen er zusammen mit seiner Frau Ann Shulgin in seinem Buch beschreibt: *PIHKAL, A Chemical Love Story* [Shulgin & Shulgin 1991].

16 Es gab in der wissenschaftlichen Literatur ein leidiges Durcheinander um Harmin, dem Hauptalkaloid von *Ayahuasca* und Harmalin, das wesentlich mehr Aufmerksamkeit erfahren hat. Wie ich in einer ausführlichen Fußnote im *Pharmacotheon* erklärt habe, haben mindestens sechs Veröffentlichungen Harmin und Harmalin durcheinandergebracht, besonders Peter Staffords *Enzyklopädie der Psychedelischen Drogen* [Stafford, Linden 1980]. Eine der Untersuchungen, die am meisten für diese Konfusion verantwortlich sind, war Claudio Naranjos Aufsatz von 1973 (der auf Versuchen basiert, die bereits in einem früheren Aufsatz beschrieben wurden "Psychological Aspects of the *Yagé* [*sic*] Experience in an Experimental Setting") [Naranjo 1967, 1973]. Diese Arbeit trug einen irreführenden Titel, da sie überhaupt keine experimentellen Versuche mit *Yajé* betrafen, sondern stattdessen detailllierte und zuvor bereits beschriebene Studien von β-Carbolinen, meist Harmalin, am Menschen. Harmalin ist nicht nur in den untersuchten *Ayahuasca* -Tränken ein nur in Spuren vorkommender Bestandteil der nur eine geringe oder gar keine Rolle in der Pharmakologie von *Ayahuasca* spielt. Wie wir noch sehen werden ist es das DMT, das für die entheogenen Wirkungen von *Ayahuasca* verantwortlich ist, und nicht die β-Carboline. Naranjos Arbeit hatte somit nichts mit der Pharmakologie von *Ayahuasca* zu tun und hätte besser den Titel "Psychological Aspects of the Harmaline

Experience in an Experimental Setting" getragen. Der Leser sei auf das *Pharmacotheon*, Kapitel 3, Anmerkung 3 hingewiesen, wo er eine Studie des unglaublichen Durcheinanders findet, den Naranjos Fehler verursacht hat [Ott 1993].

17 Obwohl Hochstein und Paradies [1957] die ersten Chemiker waren, die DMT mit *Ayahuasca* in Zusammenhang brachten, was sich später als wichtige Schlüsselentdeckung herausstellte, versäumten sie es nicht nur, "Belegexemplare" der verwendeten Pflanzen zu deponieren (dies sind getrocknete und gepresste botanische Muster, in einem anerkannten Herbarium deponiert, die es später Wissenschaftlern ermöglicht, sich für die Bestimmung zu "verbürgen"), sondern haben diese tatsächlich nie gesehen. In ihrer Arbeit schrieben die beiden Chemiker einer amerikanischen Arzneimittelfirma: "Eine zweite Pflanze, 'Yage,' *Prestonia amazonicum (Haemadictyon amazonicum* Spruce) wurde uns in Form eines wäßrigen Extrakts der Blätter verfügbar gemacht". Sie konnten aus diesem Extrakt eine beträchtliche Menge DMT in Form der gereinigten freien Base isolieren. Der Extrakt wurde von D.H. Allen am Río Napo in der Nähe von Iquitos, Perú, gesammelt und sollte einen Aufguß von Blättern darstellen, die in *Ayahuasca* verwendet werden, "im Glauben daß die ... [Blätter-Beimischung] die eher unangenehmen Halluzinationen unterdrückt, die bei reinen *B. caapi* Extrakten auftreten". Angeblich erledigte ein Dr. R. Ferreyra der Universidad de San Marcos in Lima, Perú, die botanische Bestimmung. Obgleich, wie ich in Kapitel eins ausgeführt habe, der Name *Prestonia amazonica* schon seit langem mit *Ayahuasca* in Verbindung gebracht wird, wurde nie dokumentiert, daß diese Pflanze in den Tränken Verwendung fand und Schultes erfuhr später von Ferreyra, daß keine botanischen Belegstücke existierten, die diese Identifikation stützten (dieser Botaniker hatte erwiesenermaßen Hochstein und Paradies, basierend auf der [fehlerhaften] Literatur, vorgeschlagen, daß *P. amazonica* eine mögliche Identifikation für die *Ayahuasca* Blätter-Beimischung ist) [Schultes & Raffauf 1960]. Darüber hinaus ist DMT aus authentischem Material dieser Art nicht bekannt, und auch nicht aus anderen Arten der Apocynaceae. Obwohl Bristol [1966] vorschlug, daß *Banisteriopsis rusbyana* (=*Diplopterys cabrerana)* die Quelle des Blätterextrakts gewesen sein könnte, sind *Psychotria viridis* oder eine verwandte *Psychotria*-Art, die zusammen die meistgebrauchten *Ayahuasca*-Beimischungen in Perú, insbesondere im Gebiet von Iquitos, sind, eine viel wahrscheinlichere Quelle als *Diplopterys cabrerana* [McKenna *et al.* 1984a].

18 Ich verwende den Begriff "Heffter-Technik" zu Ehren des Deutschen Arthur Heffter aus Leipzig, der gegen Mitte der neunziger Jahre des vorigen Jahrhunderts vier

Reinalkaloide aus getrocknetem *Péyotl, Lophophora williamsii* isolierte. Da Tierversuche wertlos sind, wenn es darum geht, die entheogenen Wirkungen aus dem anderen pharmakologischen Rauschen auszusortieren, testete Heffter die Alkaloide an sich selber. Die Reihe heroischer Selbstversuche erreichte am 23. November 1897 ihren Höhepunkt, als er 150 mg *Mezcalin* (heute Meskalin geschrieben)-Hydrochlorid einnahm, das er richtig als das entheogene Prinzip der Droge identifizierte [Heffter 1896, 1898]. Dies war der erste "Trip" der Welt, der mit einer gereinigten chemischen Verbindung durchgeführt wurde. Der Selbst-Experimentator Heffter wurde später in zutreffender Weise von dem berühmten deutschen Schriftsteller Ernst Jünger in seinem Logbuch persönlicher Drogenversuche, *Annäherungen: Drogen und Rausch,* als ein *Psychonaut* bezeichnet, ein Reisender, der die entheogenen Drogen als sein Fortbewegungsmittel benutzt [Jünger 1970]. Es gibt schon seit langer Zeit eine wissenschaftliche Kontroverse, was die Gültigkeit von Selbstversuchen durch Wissenschaftler betrifft, die angeblich so ihre "wissenschaftliche Objektivität" (was immer das sein mag) opfern. R. Gordon Wasson, der ebenfalls des Verlustes der wissenschaftlichen Objektivität anläßlich seiner psychonautischen Expeditionen mit Pilzen und Psilocybin beschuldigt worden war, sagte darüber: "Somit kommt es dazu, daß wir alle in zwei Klassen geteilt sind: Die, die Pilze eingenommen habén und wegen ihrer subjektiven Erfahrung disqualifiziert sind, und diejenigen, die die Pilze nicht eingenommen haben und wegen ihrer totalen Unkenntnis des Themas nicht qualifiziert sind!" [Wasson 1961]. Es sollte angemerkt werden, daß nicht nur Meskalin, sondern auch die beiden anderen primären Entheogene LSD und Psilocybin von Psychonauten entdeckt wurden, von Chemikern, die ihre chemischen Fraktionen in Selbstversuchen beurteilt haben. Chemiker wie Louis Lewin, der versucht hatte, das entheogene Prinzip aus *Péyotl* zu isolieren, und James Moore, der versucht hattte, daß aktive Prinzip der *Teonanácatl*-Pilze zu finden, indem er sich ausschließlich auf Tierversuche verließ, scheiterten alle. In ähnlicher Weise hatten Pharmakologen der Sandoz Ltd. auf der Basis von Tierversuchen im Jahr 1938 festgestellt, daß Albert Hofmanns LSD von geringem pharmakologischem Interesse war. Nur weil Hofmann eine "bemerkenswerte Vorahnung" hatte, daß LSD Wirkungen besitzt, die die Pharmakologen übersehen hatten, hatte er sich fünf Jahre später dazu entschlossen eine zweite Portion der Droge herzustellen. Dieses Vorgefühl, zusammen mit der in dieser Form nicht beabsichtigten Entdeckung seiner Wirkungen bei ihm selber, eher durch einen Unfall, veranlasste ihn, drei Tage später einen Versuch am lebenden Objekt, "mit der intakten Albert Hofmann-Versuchsanordnung" durchzuführen, die zu der Entdeckung führte, daß LSD das mächtigste bekannte entheogene Mittel ist [Hofmann 1980; Ott 1993]. Der Selbstversuch duch Wissenschaftler auf wissenschaftlicher Grundlage ist nicht nur ein gültiges Verfahren, es ist vermutlich das *einzige* biologische Testverfahren, das funktioniert – die gesuchte Wirkung könnte für das menschliche Nervensystem spezifisch sein. Wissenschaftler haben vergeblich viel Zeit und Mühe bei der Suche nach einem schwer faßbaren Tiermodell der "Halluzinose" verschwendet, und haben dafür Spinnen, Katzen, Affen, sogar Elefanten benutzt [Cohen 1964; Díaz 1975]. Die Heffter Technik ist nicht nur das beste und möglicherweise einzig gültige biologische Testverfahren für entheogene Wirkungen, sie ist, wie wir in Anmerkung 15 gesehen haben, *der einzig ethische Weg, diese Art von Forschung durchzuführen.* Natürlich werden die, die aus ethischen Gründen Tierversuche ablehnen, hier zustimmen. Somit gibt es zwingende praktische, wissenschaftliche und ethische Gründe für meine Wahl der "intakten Jonathan Ott-Versuchsanordnung" als biologische Testmethode um die Pharmakologie von *Ayahuasca* zu erschließen.

19 Ich habe mich entschlossen, meine psychonautischen Experimente "Travels in the Universe of the Soul" nach dem Titel eines bewegenden und wichtigen Aufsatzes von Rudolf Gelpke "Von Fahrten in den Weltraum der Seele: Berichte über Selbstversuche mit Delysid (LSD) und Psilocybin (CY)", zu nennen. Es ist dies ein bahnbrechender und schön geschriebener Bericht über 6 von 19 psychonautischen Experimenten mit pharmazeutischem *Delysid®* und *Indocybin®* (Psilocybin) ursprünglich in *Antaios* veröffentlicht, das von Ernst Jünger und Mircea Eliade herausgegeben wurde [Gelpke 1962]. Da ich das Gefühl hatte, dies wären einige der poetischsten Beschreibungen entheogener Reisen, die bis dahin geschrieben wurden, übersetzte ich den Aufsatz mühsam ins Englische und veröffentlichte ihn im *Journal of Psychoactive Drugs* unter dem gleichen Titel: "Travels in the Universe of the Soul: Reports on Self-Experiments with Delysid (LSD) und Psilocybin (CY)" [Gelpke 1981]. Ich möchte Dr. Gelpkes hervorragendes Buch: *Vom Rausch im Orient und Okzident,* das auch unter dem Titel: *Drogen und Seelenerweiterung* veröffentlicht worden ist, ebenfalls der Aufmerksamkeit meines Lesers empfehlen [Gelpke 1966]. Dieser Islamwissenschaftler starb 1972 im Alter von 44 Jahren auf tragische Weise. Gelpke war ein Freund von Albert Hofmann und Ernst Jünger, und Jünger beschrieb in seinem vorzüglichen Buch *Annäherungen* die LSD- und Psilocybin-Experimente, die er zusammen mit Rudolf Gelpke und anderen durchgeführt hatte (siehe vorhergegangene Anmerkung) [Jünger 1970].

20 Wie ich in meinem kürzlich erschienenen Buch *Pharmacotheon* [Ott 1993] ausgeführt habe, ist der gegenwärtige rechtliche Status von Religionen, die illegale En-

theogene als Sakramente verwenden, durch rechtliche Widersprüche und ambivalente Gerichtsentscheidungen verwirrt worden. Während 23 Bundesstaaten *(der USA; Anm. d. Übers.)* insbesondere Mitglieder der *Péyotl*-gebrauchenden Native American Church vom Betäubungsmittelgesetz ausnehmen (*Péyotl* und sein Hauptwirkstoff, das Meskalin, unterliegen in den USA der strengsten Verbotsklasse, *Schedule I*), und während der "American Indian Religious Freedom Act" (Gesetz über die freie Religionsausübung amerikanischer Indianer) [42 USC 1996, P.L.95-341] von 1978 angeblich die religiöse Freiheit amerikanischer Indianer schützt, gab es sporadische Verhaftungen indianischer Peyotlisten. Der Staat Texas nahm ein Gesetz an, daß mindestens 25 % indianisches Blut als Voraussetzung für die Mitgliedschaft in dieser Kirche forderte, und das National Directorate (allerdings nicht alle lokalen Sektionen) übernahm diesen rassistischen Standard. Eine Entscheidung des Bundesgerichts in New York von 1979 [Native American Church vs. U.S.D.C.N.Y., 1979, 468 F. Suppl. 1247, bestätigt 633 F. 2d 205] stellte fest, daß der "Gebrauch von Peyote für sakramentale Zwecke ... nicht auf die Native American Church beschränkt werden darf". Im gleichen Jahr wurde die allen Rassen offenstehende Kirche "The Peyote Way Church of God" in Arizona (wo *Péyotl* nicht wächst) gegründet, und im folgenden Jahr wurden Kirchenmitglieder in Texas (dem einzigen U.S.-Staat, in dem *Péyotl* natürlich vorkommt) wegen Besitz des Sakraments verhaftet! Die Anklagen wurden in der Folge fallengelassen und die Kirche reichte eine Beschwerde wegen Diskriminierung gegen den Staat Texas ein. Was dringend benötigt wird, ist eine einheitliche Regelung durch den höchsten Gerichtshof der Vereinigten Staaten, der kürzlich in einem Fall dieser Frage auswich [Employment Division, Department of Human Resources of the State of Oregon, *et al. v.* Alfred L. Smith *et al.*: No. 86-946], die die Kündigung indianischer Peyotlisten (ironischerweise hatten sie eine Arbeitsstelle als Drogenberater bei einer staatlichen Einrichtung) und die darauffolgende Verweigerung von staatlichen Zuwendungen betraf. Der höchste Gerichtshof der U.S.A. verwies den Fall erst an den höchsten Gerichtshof von Oregon zurück, damit dieser über die Legalität sakramentalen Gebrauchs von *Péyotl* in Oregon entscheide, womit im wesentlichen die Rechte der Bundesstaaten in Bezug auf religiöse Betätigung bestätigt wurden. Der Gerichtshof von Oregon, der ursprünglich gegen den Staat Oregon entschieden hatte, stellte nun fest, daß Oregon keine rechtliche Ausnahme für den sakramentalen Gebrauch von *Péyotl* hatte. Der oberste Gerichtshof der Vereinigten Staaten änderte dann die ursprüngliche Entscheidung mit 3 zu 6 Stimmen, und entschied, es gäbe einen Unterschied zwischen religiösem Glauben und religiösen Handlungen, und daß ein Anti-Drogengesetz, dessen Absicht nicht darin liegt, die Freiheit der Religionsausübung zu beschränken, selbst dann verfassungsgemäß ist, wenn eine solche Beschränkung indirekt aus dem Gesetz resultiert! Richterin Scalia schrieb die Mehrheitsmeinung und Richter O'Conner stimmte dieser zu, disputierte jedoch über Verfahrensfragen. Grundsätzlich legte die Gerichtsentscheidung dar, daß "zwingende" Interessen der Staatssicherheit (in diesem Fall die "Notwendigkeit", "gefährliche Drogen" zu illegalisieren) den Vorrang vor Details der Religionsausübung hätten (in diesem Fall der Gebrauch *wirklicher*, im Gegensatz zu *Placebo*-Sakramenten!) In einer stark abweichenden Meinung behauptete Richter Blackmun (zusammen mit den Richtern Brennan und Marshall), daß die "Drogenhysterie" den Gerichtshof unzulässig beeinflußt hätte, so daß er die Tradition des Schutzes religiöser Gebräuche umgestürzt hat. Blackmun führte auch aus, daß es nahezu keinen ungesetzlichen Handel mit *Péyotl* gibt und daß die Ziele und Ideale der Native American Church nicht unvereinbar mit den vom Staat geförderten Werten sind, und es somit keine Interessen der Staatssicherheit gibt, denen Vorrang vor der freien Religionsausübung eingeräumt werden müsste. Anstatt diese Gelegenheit zu ergreifen, Bundes- und Landesrecht im Hinblick auf den Gebrauch religiöser Sakramente, die illegale Drogen sind, zu vereinheitlichen, wählte der oberste Gerichtshof anstattdessen Verwirrung und juristische Spitzfindigkeiten und führte damit die Aushöhlung unserer verfassungsgemäßen Rechte fort. Wie konnte der oberste Gerichtshof über diesen Fall beraten, ohne die Entscheidung des Bundesgerichts in New York von 1979 auch nur zu erwähnen, die immer noch als Präzedenzfall da steht und dem ernsthaften sakramentalen Gebrauch von Peyotl und anderen Entheogenen in den Vereinigten Staaten durch jedermann die Tür öffnet ?

21 Hordenin oder Peyocactin ist ein Stimulans, das in allen Teilen von *Desmodium gangeticum* in einer Konzentration von 0,05 % und in Blättern von *Dutaillyea oreophila* von 0,013 % gefunden wird [Baudouin *et al.* 1981]. Zusätzlich zu den Tryptaminen enthielten Zweige und Blätter von *Melicope leptococca* die Stoffe Acronydin, Kokusaginin, Acronycidin, Melicopicin, Melicopidin, Acronycin, 6-Methoxy-2-methyl-tetrahydro-β-Carbolin und 3-Dimethylaminoacetyl-5-methoxyindol. Das Hauptalkaloid war 5-MeO-DMT (35 % der Alkaloid-Fraktion), dicht gefolgt von Kokusaginin (30 % der Gesamtalkaloide, oder 0,18 %). Kokusaginin ist von unbekannter Giftigkeit und kommt auch in Blättern von *Dutaillyea oreophila* und der Stammrinde von *D. drupacea* [Baudouin *et al.* 1981] vor. Kokusaginin kommt in Blättern von *Vepris ampody* zusammen mit Evoxanthin, Phenylacetamid, 2,4-Dimethoxy-10-methyl-acridanon und drei neuen Quinolon-Alkaloiden vor. In diesem Fall repräsentierte DMT 80 % der Alkaloid-Fraktion [Kan-Fan *et al.* 1970].

Bibliographie

Abu Zarga, M.H. 1986. "Three new simple indole alkaloids from *Limonia acidissima*" *Journal of Natural Products* 49(5): 901–904.

Agurell, S. *et al.* 1968. "Alkaloid content of *Banisteriopsis rusbyana*" *American Journal of Pharmacy* 140(5): 148–151.

Agurell, S. *et al.* 1969. "Alkaloids in certain species of *Virola* and other South American plants of ethnopharmacologic interest" *Acta Chemica Scandinavica* 23(3): 903–916.

Alarcón, R. 1990. Personal communications, Jatun Sacha, Ecuador.

Albarracín, L. 1925. *Contribución al Estudio de los Alcaloides de Yagé.* Thesis, Universidad Nacional, Bogotá, Colombia.

Allen, J.R.F. and **B.R. Holmstedt** 1980. "The simple β-carboline alkaloids" *Phytochemistry* 19: 1573–1582.

Anderson, E.F. 1980. *Peyote: The Divine Cactus.* Univ. of Arizona Press, Tucson, AZ.

Andritsky, W. 1988. *Schamanismus und Rituelles Heilen im Alten Peru.* Two volumes, Berlin, Germany.

Annas, G.J. and **M.A. Grodin** [Eds.] 1992. *The Nazi Doctors and the Nuremberg Code.* Oxford University Press, New York.

Anon. 1855. "Journal of a voyage up the Amazon and Río Negro by Richard Spruce, San Carlos del Río Negro, June 27, 1853" *Hooker Journal of Botany and Kew Garden Miscellany* Numbers 6 & 7.

Arévalo Valera, G. 1986. "El *ayahuasca* y el curandero Shipibo-Conibo del Ucayali (Perú)" *América Indígena* 46(1): 147–161.

Arispe, V.V. 1938. *Estudio Farmacográfico y Farmacológico del Ayahuasca.* Thesis, Universidad Nacional Mayor, Lima, Perú.

Arnold, O.H. and **G. Hofmann** 1957. "Zur Psychopathologie des Dimethyl-tryptamin" *Wiener Zeitschrift für Nervenheilkunde* 13: 438–445.

Arthur, H.R. *et al.* 1967. "N_b-Methylated tryptamines and other constituents of *Acacia confusa* Merr. of Hong Kong" *Australian Journal of Chemistry* 20: 811–813.

Baer, G. 1969. "Eine Ayahuasca-Sitzung unter den Piro (Ost-Perú)" *Bulletin de la Société Suisse des Americanistes* 33: 5–8.

Baer, G. and **W.W. Snell** 1974. "An ayahuasca ceremony among the Matsigenka (Eastern Peru)" *Zeitschrift für Ethnologie* 99(1&2): 64–80.

Balsam, G. and **H.W. Voigtländer** 1978. "Ein psychotropes Alkaloid aus Pilocarpus organensis" *Archiv der Pharmazie* 311: 1016–1018.

Banerjee, P.K. and **S. Ghosal** 1969. "Simple indole bases of *Desmodium gangeticum* (Leguminosae)" *Australian Journal of Chemistry* 22: 275–277.

Barnes, R.F. *et al.* 1971. "Evaluation of selected clones of *Phalaris arundinacea* II. Indole alkaloid derivatives" *Agronomy Journal* 63: 507–509.

Barriga Villalba, A.M. 1925a. "Un nuevo alcaloide" *Boletín de la Sociedad Colombiana de Ciencias Naturales* 14(79): 31–36.

Barriga Villalba, A.M. 1925b. "Yagéin: Ein neues Alkaloid" *Journal of the Society of Chemistry and Industry* 44: 205–207.

Baudouin, G. *et al.* 1981. "Plantes de Nouvelle-Calédonie. LXXIII. Alcaloïdes de *Dutaillyea oreophila* et de *Dutaillyea drupacea*" *Journal of Natural Products* 44(5): 546–550.

Baxter, C. and **M. Slaytor** 1972. "Biosynthesis and turnover of *N,N*-dimethyltryptamine and 5-methoxy-*N,N*-dimethyltryptamine in *Phalaris tuberosa*" *Phytochemistry* 11: 2767–2773.

Beer, A.G. 1939a. "Beiträge zur Pharmakologie des extrapyramidalen Systems. I. Mitteilung: Die Wirkung des Harmins bei Katzen mit intaktem Nervensystem" *Naunyn Schmiedeberg's Archiv für Experimentelle Pathologie und Pharmakologie* 193: 377–392.

Beer, A.G. 1939b. "Beiträge zur Pharmakologie des extrapyramidalen Systems. II. Mitteilung: Die Wirkung des Harmins bei Katzen ohne Neocortex" *Naunyn Schmiedeberg's Archiv für Experimentelle Pathologie und Pharmakologie* 193: 393–407.

Bellier, I. 1986. "Los cantos Mai Huna del yajé (Amazonia peruana)" *América Indígena* 46(1): 129–145.

Beringer, K. 1927. *Der Meskalinrausch: Seine Geschichte und Erscheinungsweise.* Springer-Verlag, Berlin, Germany. Reprint 1969.

Beringer, K. 1928. "Über ein neues, auf das extra-pyramidal-motorische System wirkendes Alkaloid (Banisterin)" *Der Nervenärzt* 1: 265–275.

Beringer, K. 1929. "Zur Banisterin- und Harminfrage" *Der Nervenärzt* 2: 548–549.

Beringer, K. and **K. Wilmanns** 1929. "Zur Harmin-Banisterin-Frage" *Deutscher Medizinischer Wochenschrift* 55: 2081–2086.

Bernauer, K. 1964. "Notiz über die Isolierung von Harmin und (+)-1,2,3,4-Tetrahydro-harmin aus einer indianischen Schnupfdroge" *Helvetica Chimica Acta* 47(4): 1075–1077.

Bhattacharya, S.K. *et al.* 1971. "Investigations on the hallucinogenic activity of indole alkylamines isolated from *Mucuna pruriens* DC" *Indian Journal of Physiology* 25(2): 53–56.

Bibra, E.F. von 1855. *Die Narkotischen Genußmittel und der Mensch.* Verlag von Wilhelm Schmid, Nürnberg, Germany.

Bigwood, J.E. 1978. Personal communications, Shelton, WA.

Bigwood, J.E. and **J. Ott** 1977. "DMT" *Head.* November issue. pp. 56 *et seq.*

Biocca, E.F. *et al.* 1964. "Sulla sostanze allucinogene impiegata in Amazonia. Nota I. Osservazioni sul paricá dei Tukâno e Tariâna del bacino del Río Uaupés" *Annali di Chimica* 54: 1175–1178.

Bisset, N.G. 1992. "War and hunting poisons of the New World. Part 1. Notes on the early history of curare" *Journal of Ethnopharmacology* 36(1): 1–26.

Blake, W. [A. Kazin, Ed.] 1946. *The Portable Blake.* The Viking Press, New York.

Bohinc, P. *et al.* 1977. "Xanthine alkaloids in *Ilex ambigua* leaves" *Farmacevtski Vestnik* 28: 89–96.

Boom, B.M. and **S. Moestl** 1990. "Ethnobotanical notes of José M. Cruxent from the Franco-Venezuelan expedition to the headwaters of the Orinoco River, 1951–1952" *Economic Botany* 44(3): 416–419.

Böszörményi, Z. and **G. Brunecker** 1957. "Dimethyltryptamine (DMT) experiments with psychotics" In: Garattini, S. and V. Ghetti [Eds.] *Psychotropic Drugs.* Elsevier, Amsterdam, Netherlands. pp. 580–581.

Böszörményi, Z. and **S.I. Szára** 1958. "Dimethyltryptamine experiments with psychotics" *Journal of Mental Science* 104: 445–453.

Bristol, M.L. 1966. "The psychotropic *Banisteriopsis* among the Sibundoy of Colombia"

Botanical Museum Leaflets Harvard University 21(5): 113–140.

Bristol, M.L. *et al.* 1969. "The alkaloids of the genus *Datura*, section *Brugmansia*. Part VI. Tree *Datura* drugs (*Datura candida* cvs) of the Colombian Sibundoy" *Lloydia* 32: 123–130.

Brown, J.K. and **M.H. Malone** [Eds.] 1973. "Status of drug quality in the street-drug market" *Pacific Information Service on Street-Drugs* 3(1): 1–7.

Brückl, K. and **F. Mussgnug** 1929. "Über die Identität von Harmin und Banisterin" *Münchner Medizinischer Wochenschrift* 26: 1078.

Brunner, H.G. *et al.* 1993. "Abnormal behavior associated with a point mutation in the structural gene for monoamine oxidase A" *Science* 262: 578–580.

Brüzzi A. da S., A. 1962. *A Civilização Indigena do Uaupés.* Linográfica, São Paolo, Brasil.

Buckholtz, N.S. and **W.O. Boggan** 1977. "Monoamine oxidase inhibition in brain and liver produced by β-carbolines: Structure-activity relationships and substrate specificity" *Biochemical Pharmacology* 26: 1991–1996.

Burroughs, W.S. and **A. Ginsberg** 1963. *The Yage Letters.* City Lights, San Francisco, CA.

Cáceres, A. 1984. *In Xóchitl in Cuicatl: Hallucinogens and Music in Mesoamerican Amerindian Thought.* Thesis, University of Indiana, Bloomington, IN.

Calella, P. de 1935. "Los indios Sionas del Putumayo" *Boletín de Estudios Históricos* 73-74: 49–52.

Calella, P. de 1944a. "Datos mitológicos de los Huitotos de La Chorrera" *Amazonia Colombiana Americanista* 2(4-8): 33–37.

Calella, P. de 1944b. "Breves notas mitológicas de los Huitotos de Santa Clara" *Amazonia Colombiana Americanista* 2(4-8): 38–40.

Callaway, J.C. 1988. "A proposed mechanism for the visions of dream sleep" *Medical Hypotheses* 26: 119–124.

Callaway, J.C. 1992. Personal communications, San Luis Potosí, México.

Callaway, J.C. 1993. "Tryptamines, β-carbolines and you" *MAPS* 4(2): 30–32.

Calvo, C. 1981. *Las Tres Mitades de Ino Moxo y Otros Brujos [sic] de la Amazonia.* Proceso Editores, Iquitos, Perú.

Carneiro, R.L. 1980. "Chimera of the Upper Amazon" In: De Mille, R. [Ed.] *The Don Juan Papers: Further Castaneda Controversies.* Ross-Erikson Publishers, Santa Barbara, CA. pp. 94–98.

Centro Espírita Beneficente União do Vegetal 1989. *União do Vegetal: Hoasca. Fundamentos e Objetivos.* Centro de Memória e Documentação, Brasilia, Brasil.

Chango, A. *et al.* 1984. *Yachaj Sami Yachachina.* Colección Mundo Shuar, Quito, Ecuador. Preface by N.E. Whitten, Jr.

Chantre y Herrera, J. 1901. *Historia de las Misiones de la Compañía de Jesús en el Marañón Español... 1637–1767.* Madrid, Spain.

Chen, A.L. and **K.K. Chen** 1939. "Harmin: The alkaloid of *caapi*" *Quarterly Journal of Pharmacy and Pharmacology* 12: 30–38.

Clinquart, E. 1926. "Contribution à l'étude de la liane Yagé et de son alcaloïde" *Journal de Pharmacie [Belgique]* 36: 671–674.

Cohen, S.I. 1964. *The Beyond Within: The LSD Story.* Atheneum, New York.

Cooke, M.C. 1860. *The Seven Sisters of Sleep. Popular History of the Seven Prevailing Narcotics [sic] of the World.* Blackwell, London, England. Facsimile reprint in 1989, Quarterman Publications Inc., Lincoln, MA.

Cooper, R. [C. Render, Ed.] 1977. *A Guide to British Psilocybin Mushrooms.* Hassle Free Press, London, England. Second edition 1978.

Córdova-Ríos, M. and **F.B. Lamb** 1971. *Wizard [sic] of the Upper Amazon.* Atheneum, New York. See Lamb 1974.

Corothie, E. and **T. Nakano** 1969. "Constituents of the bark of *Virola sebifera*" *Planta Medica* 17(2): 184–188.

Costa, O. de A. 1956. "Sobre o identidade botánica do yagé (desfazendo una confusão)" *Revista da Associação Brasileira de Farmácia* 37(11): 481–489.

Cox, P.A. 1991. "Polynesian herbal medicine" In: Cox, P.A. and S.A. Banack [Eds.] *Islands, Plants, and Polynesians: An Introduction to Polynesian Ethnobotany.* Dioscorides Press, Portland, OR. pp. 147–168.

Cuatrecasas, J. 1965. "*Banisteriopsis caapi, B. inebrians, B. rusbyana*" *Journal d'Agriculture Tropicale et de Botanique Appliqueé* 12: 424–429.

Culvenor, C.C.J. *et al.* 1964. "The occurrence of indolealkylamine alkaloids in *Phalaris tuberosa* L. and *P. arundinacea* L." *Australian Journal of Chemistry* 17: 1301–1304.

Dalmer, O. 1929. "Weitere Beitrag zum Identitätsbeweis der Alkaloide Harmin und Banisterin" *Deutscher Medizinischer Wochenschrift* 38: 1592.

Da Mota, C. 1991. *As Jurema Told Us: Kariki Shoko and Shoco Modo of Utilization of Medicinal Plants in the Context of Modern Northeastern Brazil.* Univ. of Mich., Ann Arbor, MI.

Davis, E.W. 1988. *Passage of Darkness: The Ethnobiology of the Haitian Zombie.* Univ. of North Carolina Press, Chapel Hill, NC.

Davis, E.W. and **J.A. Yost** 1983. "Novel hallucinogens from eastern Ecuador" *Botanical Museum Leaflets* Harvard University 29(3): 291–295.

De Moraes, E.H.F. *et al.* 1990. "As bases nitrogenadas de *Mimosa scabrella* Bentham" *Química Nova* 13(4): 308–309.

Der Marderosian, A.H. *et al.* 1968. "Native use and occurence [*sic*] of N,N-dimethyltryptamine in the leaves of *Banisteriopsis rusbyana*" *American Journal of Pharmacy* 140(5): 137–147.

Der Marderosian, A.H. *et al.* 1970. "The use and hallucinatory [*sic*] principles of a psychoactive beverage of the Cashinahua tribe (Amazon basin)" *Drug Dependence* 5: 7–14.

De Siqueira-Jaccoud, R.J. 1959. "Contribuição para o estudo farmacognóstico do *Cabi paraensis* Ducke. I." *Revista da Associação Brasileira de Farmácia* 40(7/8): 75–91.

De Smet, P.A.G.M. 1983. "A multidisciplinary overview of intoxicating enema rituals in the western hemisphere" *Journal of Ethnopharmacology* 9(2,3): 129–166.

De Smet, P.A.G.M. 1985. *Ritual Enemas and Snuffs in the Americas.* Foris Publications, Dordrecht, Netherlands; Cinnaminson, NJ.

Deulofeu, V. 1967. "Chemical components isolated from Banisteriopsis and related species" In: Efron, D.H. *et al.* [Eds.] *Ethnopharmacologic Search for Psychoactive Drugs.* [Public Health Service Publication No. 1645] U.S. Government Printing Office, Washington, D.C. pp. 393–402.

Deulofeu, V. 1973. "Distribution of indolethylamines [*sic*] and β-carbolines in plants" *Ciência e Cultura* 25(7): 649–659.

Díaz, J.L. 1975. "Etnofarmacología de algunos psicotrópicos vegetales de México" *Cuadernos Científicos CEMEF* 4: 135–201.

Dobkin de Ríos, M. 1970a. "Banisteriopsis in witchcraft [*sic*] and healing activities in Iquitos, Peru" *Economic Botany* 24(3): 296–300.

Dobkin de Ríos, M. 1970b. "A note on the use of ayahuasca among urban mestizo populations in the Peruvian Amazon" *American Anthropologist* 72(6): 1419–1422.

Dobkin de Ríos, M. 1972. *Visionary Vine: Hallucinogenic Healing in the Peruvian Amazon.* Chandler Publishing Co., San Francisco, CA.

Dobkin de Ríos, M. 1973. "Curing with *ayahuasca* in an urban slum" In: Harner, M.J. [Ed.] *Hallucinogens and Shamanism.* Oxford Univ. Press, London, England. pp. 67–85.

Dobkin de Ríos, M. 1992. *Amazon Healer: The Life and Times of an Urban Shaman.* Prism Press, Bridport, England.

Doniger O'Flaherty, W. 1982. "Epilogue" *Journal of the American Oriental Society* 102(4): 591–603.

Ducke, A. 1957. "Capí, caapi, cabí, cayahuasca

e yagé" *Revista da Associação Brasileira de Farmácia* 38(12): 283–284.

Elger, F. 1928. "Über das Vorkommen von Harmin in einer südamerikanischen Liane (Yagé)" *Helvetica Chimica Acta* 11: 162–166.

El-Imam, Y.M.A. and **W.C. Evans** 1990. "Alkaloids of a *Datura candida* cultivar, *D. aurea* and various hybrids" *Fitoterapia* 61(2): 148–152.

Emboden, W.A. 1979. *Narcotic Plants.* Second Edition Revised and Enlarged. Macmillan Publishing Co., New York. Orig. 1972.

Escohotado, A. 1989. *Historia General de las Drogas.* Three volumes. Alianza Editorial, Madrid, Spain. Revised edition 1992.

Estrada, A. 1977. *Vida de María Sabina: La Sabia de los Hongos.* Siglo Veintiuno, México City. "Presentación" by R. Gordon Wasson.

Evans, W.C. *et al.* 1965. "The alkaloids of the genus *Datura*, section Brugmansia. Part III. *Datura sanguinea* R. and P." *Planta Medica* 13: 353–358.

Fabing, H.D. and **J.R. Hawkins** 1956. "Intravenous bufotenine injection in the human being" *Science* 123: 886–887.

Fischer, O. 1885. "Über Harmin und Harmalin. II." *Berichte der Deutschen Chemischen Gesellschaft* 18: 400.

Fischer Cárdenas, G. 1923. *Estudio Sobre el Principio Activo del Yagé.* Thesis, Universidad Nacional, Bogotá, Colombia.

Fish, M.S. *et al.* 1955. "Piptadenia alkaloids. Indole bases of *P. peregrina* (L.) Benth. and related species" *Journal of the American Chemical Society* 77: 5892–5895.

Fitzgerald, J.S. and **A.A. Sioumis** 1965. "Alkaloids of the Australian Leguminosae V. The occurrence of methylated tryptamines in Acacia maidenii F. Muell." *Australian Journal of Chemistry* 18: 433–434.

Flores, F.A. and **W.H. Lewis** 1978. "Drinking the South American hallucinogenic ayahuasca" *Economic Botany* 32(2): 154–156.

Frahn, J.L. and **R.J. Illman** 1973. "Separation of some indolylalkylamines from their metho cation derivatives using neutral polystyrene resin" *Journal of Chromatography* 87: 187–191.

Friedberg, C. 1965. "Des *Banisteriopsis* utilsés comme drogue en Amérique du Sud. Essai d'étude critique" *Journal d'Agriculture Tropicale et de Botanique Appliqueé* 12(9-12): 403–437; 550–594; 729–780.

Fritzsche, J. 1847. "Bestandtheile der Samen von *Peganum harmala*" *Justus Liebig's Annalen der Chemie* 64: 360–364.

Furst, P.T. 1976. *Hallucinogens and Culture.* Chandler & Sharp, Novato, CA.

Furst, P.T. and **M.D. Coe** 1977. "Ritual enemas" *Natural History* 86: 88–91.

Gander, J.E. *et al.* 1976. "The occurrence of 2-methyl-1,2,3,4-tetrahydro-β-carboline and variation in alkaloids in *Phalaris arundinacea*" *Phytochemistry* 15: 737–738.

García Barriga, H. 1958. "El yagé, caapi o ayahuasca: Un alucinógeno amazónico" *Revista de la Universidad Nacional de Colombia* 23: 59–76.

García Barriga, H. 1975. *Flora Medicinal de Colombia.* Univ. Nacional, Bogotá, Colombia.

Gartz, J. 1993. *Narrenschwämme: Psychotrope Pilze in Europa—Herausforderung an Forschung und Wertsystem.* Editions Heuwinkel, Basel, Switzerland. Vorwort by C. Rätsch.

Gates, B. 1982. "A monograph of Banisteriopsis and Diplopterys, Malpighiaceae" *Flora Neotropica.* [Monograph No. 30] The New York Botanical Garden, Bronx, NY.

Gates, B. 1986. "La taxonomía de las *malpigiáceas* utilizadas en el brebaje del *ayahuasca*" *América Indígena* 46(1): 49–72.

Gebhart-Sayer, A. 1986. "Una terápia estética. Los diseños visionarios del ayahuasca entre los Shipibo-Conibo" *América Indígena* 46(1): 189–218.

Gelpke, R. 1962. "Von Fahrten in den Weltraum der Seele: Berichte über Selbstversuche mit Delysid (LSD) und Psilocybin (CY)" *Antaios* 3(5): 393–411.

Gelpke, R. 1966. *Vom Rausch im Orient und Okzident.* E. Klett Verlag, Stuttgart, Germany.

Gelpke, R. [Translation by J. Ott] 1981. "On travels in the universe of the soul: Reports on self-experiments with Delysid (LSD) and Psilocybin (CY)" *Journal of Psychoactive Drugs* 13(1): 81–89.

Gershon, S. and **W.J. Lang** 1962. "A psychopharmacological study of some indole alkaloids" *Archives Internationales de Pharmacodynamie et de Thérapie* 135(1-2): 31–56.

Ghosal, S. 1972. "Occurrence of psychodelic substances in some Indian medicinal plants" *Planta Medica* 21(2): 200–209.

Ghosal, S. and **P.K. Banerjee** 1969. "Alkaloids of the roots of *Desmodium gangeticum*" *Australian Journal of Chemistry* 22: 2029–2031.

Ghosal, S. and **S.K. Bhattacharya** 1972. "*Desmodium* alkaloids part II. Chemical and pharmacological evaluation of *D. gangeticum*" *Planta Medica* 22(4): 434–440.

Ghosal, S. and **U.K. Mazumder** 1971. "Malpighiaceae: Alkaloids of the leaves of *Banistereopsis* [*sic*] *argentea*" *Phytochemistry* 10: 2840–2841.

Ghosal, S. and **B. Mukherjee** 1964. "Alkaloids of *Desmodium pulchellum* Benth. ex Baker" *Journal of the Society of Chemistry and Industry* 1964: 1800.

Ghosal, S. and **B. Mukherjee** 1965. "Occurrence of 5-methoxy-*N,N*-dimethyltryptamine oxide and other tryptamines in *Desmodium pulchellum* Benth ex Baker" *Journal of the Society of Chemistry and Industry* 1965: 793–794.

Ghosal, S. and **B. Mukherjee** 1966. "Indole-3-alkylamine bases of *Desmodium pulchellum*" *Journal of Organic Chemistry* 31: 2284–2288.

Ghosal, S. *et al.* 1969. "*Arundo donax* L. (*Graminae*). [*sic*] Phytochemical and pharmacological evaluation" *Journal of Medicinal Chemistry* 12: 480–483.

Ghosal, S. *et al.* 1971a. "Alkaloids of *Desmodium triflorum*" *Phytochemistry* 10: 3312–3313.

Ghosal, S. *et al.* 1971b. "Alkaloids of *Mucuna pruriens* chemistry and pharmacology" *Planta Medica* 19(3): 279–284.

Ghosal, S. *et al.* 1971c. "Chemical and pharmacological evaluation of *Banistereopsis* [*sic*] *argentea* Spring ex Juss" *Journal of Pharmaceutical Sciences* 60(8): 1209–1212.

Ghosal, S. *et al.* 1972a. "Chemical and pharmacological evaluation of *Desmodium pulchellum*" *Planta Medica* 21(4): 398–409.

Ghosal, S. *et al.* 1972b. "*Desmodium* alkaloids IV. Chemical and pharmacological evaluation of *D. triflorum*" *Planta Medica* 23(4): 321–329.

Ghosal, S. *et al.* 1972c. "Indole bases of *Desmodium gyrans*" *Phytochemistry* 11: 1863–1864.

Ghosal, S. *et al.* 1972d. "Occurrence of curarimimetic indoles in the flowers of *Arundo donax*" *Planta Medica* 21(1): 22–28.

Giove, R. 1992. "Madre Ayahuasca" *Takiwasi* 1: 7–10.

Göbel, H. 1841. *Justus Liebig's Annalen der Chemie* 38: 363.

Goldman, I. 1963. *The Cubeo: Indians of the Northwest Amazon.* [Illinois Studies in Anthropology No. 2] University of Illinois Press, Urbana, IL.

Gonçalves de Lima, O. 1946. "Observações sôbre o 'vinho de Jurema' utilzado pelos índios Pancarú de Tacaratú (Pernambuco)" *Arquivos do Instituto de Pesquisas Agronómicas* 4: 45–80.

Gotu, M. *et al.* 1958. "Studies on useful components of natural sources. XVII. Studies on uterus contracting ingredients in plants. (2). On uterus contracting ingredients in *Lespedeza bicolor* Turcz. var. *japonica* Nakai" *Yakugaku Zasshi* 78(5): 464–467.

Gracie and **Zarkov** 1985. "Three β-carboline containing plants as potentiators of synthetic DMT and other indole psychedelics" *Notes from the Underground* 7: 1–8.

Gracie and **Zarkov** 1986. "An Indo-European

plant teacher" *Notes from the Underground* 10: 1–5.

Greenwood, J. 1993. "Ayahuasca report: An interesting account of the effects of oral DMT/harmaline" *Alt.Drugs* 52992. *Internet* "Sydney University Chemical Mind Control Laboratories," 29 June, 16:31:36 GMT.

Grieg, M.E. *et al.* 1959. "The effect of three tryptamine derivatives on serotonin metabolism *in vitro* and *in vivo*" *Journal of Pharmacology and Experimental Therapeutics* 127: 110–115.

Grina, J.A. *et al.* 1982. "Old and new alkaloids from *Zanthoxylum arborescens*" *Journal of Organic Chemistry* 47(13): 2648–2651.

Gunn, J.A. 1937. "The harmine group of alkaloids" In: Hübner, W. and J. Schüller [Eds.] *Handbuch der Experimentellen Pharmakologie* Volume 5. Springer-Verlag, Berlin, Germany. pp. 184–196.

Haard, R. and **K. Haard** 1975. *Poisonous and Hallucinogenic Mushrooms.* Cloudburst Press, Seattle, WA. Second edition, 1977.

Halpern, L. 1930a. "Der Wirkungsmechanismus des Harmins und der Pathophysiologie der Parkinsonehen Krankheit" *Deutscher Medizinischer Wochenschrift* 56: 651–655.

Halpern, L. 1930b. "Über die Harminwirkung im Selbstversuch" *Deutscher Medizinischer Wochenschrift* 56: 1252–1254.

Hamel, P.B. and **M.U. Chiltoskey** 1975. *Cherokee Plants.* Herald Publishing, Sylva, NC.

Harner, M.J. [Ed.] 1973a. *Hallucinogens and Shamanism.* Oxford University Press, London and Oxford, England and New York.

Harner, M.J. 1973b. "The sound of rushing water" In: Harner, M.J. [Ed.] *Hallucinogens and Shamanism.* Oxford University Press, London, England. pp. 15–27.

Harner, M.J. 1973c. "Common themes in South American Indian *yagé* experiences" In: Harner, M.J. [Ed.] *Hallucinogens and Shamanism.* Oxford University Press, London, England. pp. 155–175.

Harris, B. 1976. *Growing Wild Mushrooms: A Complete Guide to Cultivating Edible and Hallucinogenic Mushrooms.* Wingbow Press, Berkeley, CA. Second edition, 1978.

Harrison, K. 1993. Personal communications, Occidental, CA.

Hashimoto, Y. and **K. Kawanishi** 1975. "New organic bases from Amazonian *Banisteriopsis caapi*" *Phytochemistry* 14: 1633–1635.

Hashimoto, Y. and **K. Kawanishi** 1976. "New alkaloids from *Banisteriopsis caapi*" *Phytochemistry* 15: 1559–1560.

Hassan, I. 1967. "Some folk uses of *Peganum harmala* in India and Pakistan" *Economic Botany* 21(4): 384.

Heffter, A. 1896. "Über Cacteenalkaloïde. (II. Mittheilung)" *Berichte der Deutschen Chemischen Gesellschaft* 29: 216–227.

Heffter, A. 1898. "Über Pellote. Beiträge zur chemischen und pharmakologischen Kenntnis der Cacteen. Zweite Mittheilung" *Naunyn Schmiedeberg's Archiv für Experimentelle Pathologie und Pharmakologie* 40: 385–429.

Henman, A. 1982. "Guaraná (*Paullinia cupana* var. *sorbilis*): Ecological and social perspectives on an economic plant of the central Amazon basin" *Journal of Ethnopharmacology* 6(3): 311–338.

Henman, A. 1986. "Uso del ayahuasca en un contexto autoritario. El caso de la *União do Vegetal* en Brasil" *América Indígena* 46(1): 219–234.

Hernández, F. 1651. *Nova Plantarum, Animalium et Mineralium Mexicanorum Historia.* B. Deversini et Z. Masotti, Rome, Italy.

Hochstein, F.A. and **A.M. Paradies** 1957. "Alkaloids of *Banisteria caapi* and *Prestonia amazonicum* [*sic*]" *Journal of the American Chemical Society* 79: 5735–5736.

Hofmann, A. [Translation by J. Ott] 1980. *LSD: My Problem Child.* McGraw-Hill, New York. From *LSD: Mein Sorgenkind.* Verlag Klett-Cotta, Stuttgart, Germany, 1979. "Translator's Preface" by Jonathan Ott.

Hofmann, A. [Translation by D. Hagenbach] 1989. *Insight Outlook.* Humanics New Age, Atlanta, GA. From *Einsichten Ausblicke*, Sphinx Verlag, Basel, Switzerland, 1986.

Holmstedt, B.R. 1965. "Tryptamine derivatives in epená: An intoxicating snuff used by some South American Indian tribes" *Archives Internationales de Pharmacodynamie et de Thérapie* 156(2): 285–305.

Holmstedt, B.R. and **J.-E. Lindgren** 1967. "Chemical constituents and pharmacology of South American snuffs" In: Efron, D.H. *et al.* [Eds.] *Ethnopharmacologic Search for Psychoactive Drugs.* [Public Health Service Publication No. 1645] U.S. Government Printing Office, Washington, D.C. pp. 339–373.

Holmstedt, B.R. *et al.* 1971. "Determination of cocaine in some South American species of *Erythroxylum* using mass fragmentography" *Phytochemistry* 16: 1753–1755.

Holmstedt, B.R. *et al.* 1978. "Cocaine in blood of coca chewers" *Botanical Museum Leaflets* Harvard University 26(5): 199–201.

Holmstedt, B.R. *et al.* 1980. "Indole alkaloids in Amazonian Myristicaceae: Field and laboratory research" *Botanical Museum Leaflets* Harvard University 28(3): 215–234.

Horowitz, M. 1991. "Just say know: Gordon Wasson and the Psychedelic [*sic*] Revolution" *Integration: Zeitschrift für Geistbewegende Pflanzen und Kultur* 1: 4–6.

Hsu, H.-Y. 1970. *Abstract of the Annual Meeting of the Association of Pharmacology.* The China Academy, Beijing, China.

Hugh-Jones, S. 1979. *The Palm and the Pleiades: Initiation and Cosmology in the Northwest Amazonia.* Cambridge University Press, Cambridge, England.

Iacobucci, G.A. and **E.A. Rúveda** 1964. "Bases derived from tryptamine in Argentine *Piptadenia* species" *Phytochemistry* 3: 465–467.

Iyer, V.V.S. and **R. Robinson** 1934. *Journal of the Chemical Society* 1934: 1635.

Jiménez de la Espada, M. 1889. *Relaciones Geográficas de Indias: Perú.* Ministerio de Fomento, Madrid, Spain.

Johns, S.R. *et al.* 1966. "Alkaloids of the Australian Leguminosae VI. Alkaloids of *Petalostylis labicheoides* var. *casseoides* Benth." *Australian Journal of Chemistry* 19: 893.

Johnston, J.F. 1853–1855. *The Chemistry of Common Life.* Two volumes. D. Appleton & Co., New York [Ninth Edition, 1857].

Joyal, E. 1987. "Ethnobotanical field notes from Ecuador: Camp, Prieto, Jørgensen, and Giler" *Economic Botany* 41(2): 163–189.

Jünger, E. 1970. *Annäherungen: Drogen und Rausch.* Ernst Klett Verlag, Stuttgart, Germany. Spanish translation, 1993.

Kan-Fan, C. *et al.* 1970. "Alcaloïdes de *Vepris ampody* (Rutacées)" *Phytochemistry* 9: 1283–1291.

Kawanishi, K. *et al.* 1982. "Shihunine and dihydroshihunine from *Banisteriopsis caapi* " *Journal of Natural Products* 45: 637–639.

Keller, O. and **F. Gottauf** 1929. "Über einige im Heimatlande arzneilich benutzte bolivianische Drogen. I. Chemische Untersuchung" *Archiv der Pharmazie und Berichte der Deutschen Pharmazeutischen Gesellschaft* 267: 373–390.

Kensinger, K.M. 1973. "*Banisteriopsis* usage among the Peruvian Cashinahua" In: Harner, M.J. [Ed.] *Hallucinogens and Shamanism.* Oxford University Press, London and Oxford, England and New York. pp. 9–14.

Kobilková, Z. and **J. Trojánek** 1966. "The absolute configuration of (+)-1,2,3,4-tetrahydroharmine" *Journal of the Society of Chemistry and Industry* 1966: 1342.

Koch-Grünberg, T. 1909–1910. *Zwei Jahre unter den Indianern. Reisen in Nordwest-Brasilien 1903/1905.* Two volumes. Ernst Wasmuth, Berlin, Germany.

Koch-Grünberg, T. 1923. *Von Roraima zum Orinoco.* Volume 3. Verlag Stecker und Schröder, Stuttgart, Germany.

Kohn, E.O. 1992. "Some observations on the

use of medicinal plants from primary and secondary growth by the Runa of eastern lowland Ecuador" *Journal of Ethnobiology* 12(1): 141–152.

Kusel, H. 1965. "Ayahuasca drinkers among the Chama Indians of Northeast Peru" *Psychedelic Review* 6: 58-66.

Lamb, F.B. 1974. *Wizard[sic] of the Upper Amazon: The Story of Manuel Córdova-Ríos*. Houghton-Mifflin, Boston, MA. Introduction by Andrew T. Weil.

Lamb, F.B. 1981a. "Comment on Bock's review of *The Don Juan Papers*" *American Anthropologist* 88(3): 641.

Lamb, F.B. 1981b. "*Wizard of the Upper Amazon* as Ethnography" *Current Anthropology* 22(5): 577–580.

Langdon, E.J. 1986. "Las clasificaciones del yajé dentro del grupo Siona: Etnobotánica, etnoquímica e historia" *América Indígena* 46(1): 101–116.

Lebœuf, M. *et al.* 1977. "Alcaloïdes et triterpènes du *Testulea gabonensis* Pellegr." *Plantes Médicinales et Phytothérapie* 11: 230–235.

Lee, M.A. and **B. Shlain** 1985. *Acid Dreams: LSD, the CIA and the Sixties Rebellion*. Grove Press, Inc. New York.

Legler, G. and **R. Tschesche** 1963. "Die Isolierung von N-Methyltryptamin, 5-Methoxy-N-methyltryptamin und 5-Methoxy-N,N-dimethyltryptamin aus der Rinde von Piptadenia peregrina Benth." *Die Naturwißenschaften* 50: 94–95.

León Portilla, M. 1961. *Los Antiguos Mexicanos.* Fondo de Cultura Económica, México City.

Leuner, H. and **M. Schlichtung** [Translation by J. Baker] 1989. "A report on the symposium 'On the Current State of Research in the Area of Psychoactive Substances'" In: Rätsch, C. [Ed.] *Gateway to Inner Space: Sacred Plants, Mysticism and Psychotherapy–A Festschrift in Honor of Albert Hofmann.* Prism Press, Bridport, England. pp. 213–240.

Levy, S. 1991. "Search and destroy: What happened when the Secret Service visited Steve Jackson Games" *Macworld*. March issue, pp. 51 *et seq.*

Lewin, L. 1888. "Über *Anhalonium lewinii*" *Naunyn Schmiedeberg's Archiv für Experimentelle Pathologie und Pharmakologie* 24: 401–411.

Lewin, L. 1924. *Phantastica—Die Betäubenden und Erregenden Genußmittel. Für Ärzte und Nichtärzte.* Verlag von Georg Stilke, Berlin, Germany. English editions 1931, 1964.

Lewin, L. 1928. "Untersuchungen über *Banisteria caapi* Spr. (ein südamerikanisches Rauschmittel)" *Naunyn Schmiedeberg's Archiv für Experimentelle Pathologie und Pharmakologie* 129: 133–149.

Lewin, L. 1929. *Banisteria caapi: Ein Neues Rauschgift [sic] und Heilmittel.* Verlag von Georg Stilke, Berlin, Germany.

Lewin, L. and **P. Schuster** 1929. "Ergebnisse von Banisterinversuchen an Kranken" *Deutscher Medizinischer Wochenschrift* 55: 419.

Lewis, W.H. *et al.* 1991. "Ritualistic use of the holly *Ilex guayusa* by Amazonian Jívaro [*sic*] Indians" *Journal of Ethnopharmacology* 33(1,2): 25–30.

Lipp. F.J. 1990. "Mixe concepts and uses of entheogenic mushrooms" In: Riedlinger, T.J. [Ed.] *The Sacred Mushroom Seeker: Essays for R. Gordon Wasson.* [Ethnomycological Studies No. 11] Dioscorides Press, Portland, OR. pp. 151–159.

Lipp. F.J. 1991. *The Mixe of Oaxaca: Religion, Ritual and Healing.* University of Texas Press, Austin, TX. Foreword by M.S. Edmondson.

Liwszyc, G.E. *et al.* 1992. "Daime—A ritual herbal potion" *Journal of Ethnopharmacology* 36(1): 91–92.

Lockwood, T.E. 1979. "The ethnobotany of *Brugmansia*" *Journal of Ethnopharmacology* 1(2): 147–164.

Lowie, R.H. 1946. "The indians of eastern Brazil. Eastern Brazil: An introduction" In: Steward, J.H. [Ed.] *Handbook of South American Indians.* [Bureau of American Ethnology Bulletin No. 143] U.S. Government Printing Office, Washington, D.C. pp. 381–397.

Lowy, B. 1987. "Caapi revisited—In Christianity" *Economic Botany* 41(3): 450–452.

Luna, L.E. 1984a. "The healing practices of a Peruvian shaman" *Journal of Ethnopharmacology* 11(2): 123–133.

Luna, L.E. 1984b. "The concept of plants as teachers among four mestizo shamans of Iquitos, northeastern Peru" *Journal of Ethnopharmacology* 11(2): 135–156.

Luna, L.E. 1986a. "Bibliografía sobre el ayahuasca" *América Indígena* 46(1): 235–245.

Luna, L.E. 1986b. "Apéndices" *América Indígena* 46(1): 247–251.

Luna, L.E. 1986c. *Vegetalismo: Shamanism among the Mestizo Population of the Peruvian Amazon.* [Acta Universitatis Stockholmensis, Stockholm Studies in Comparative Religion No. 27] Almqvist and Wiksell International, Stockholm, Sweden.

Luna, L.E. 1991. "Plant spirits in ayahuasca visions by Peruvian painter, Pablo Amaringo. An iconographic analysis" *Integration: Zeitschrift für Geistbewegende Pflanzen und Kultur* 1: 18–29.

Luna, L.E. 1992. Personal communications, San Luis Potosí, México.

Luna, L.E. 1993. Personal communications, Madrid and Huelva, Spain.

Luna, L.E. and **P. Amaringo** 1991. *Ayahuasca Visions: The Religious Iconography of a Peruvian Shaman.* North Atlantic Books, Berkeley, CA.

Ma, W.W. *et al.* 1986. "Cactus alkaloids, LXI. Identification of mescaline and related compounds in eight additional species using TLC and MS/MS" *Journal of Natural Products* 49(4): 735–737.

McIsaac, W.M. and **V. Estévez** 1966. "Structure-action relationship of β-carbolines as monoamine oxidase inhibitors" *Biochemical Pharmacology* 15: 1625–1627.

McKenna, D.J. 1992. Personal communications, San Luis Potosí, México.

McKenna, D.J. 1993. "A multinational, interdisciplinary biomedical investigation of hoasca, a plant hallucinogen used in Brazil" *MAPS* 4(2): 27.

McKenna, D.J. and **T.K. McKenna** 1975. *The Invisible Landscape: Mind, Hallucinogens and the I Ching.* Seabury Press, New York.

McKenna, D.J. and **G.H.N. Towers** 1984. "Biochemistry and pharmacology of tryptamines and beta-carbolines: A minireview" *Journal of Psychoactive Drugs* 16(4): 347–358.

McKenna, D.J. *et al.* 1984a. "Monoamine oxidase inhibitors in South American hallucinogenic plants: Tryptamine and β-carboline constituents of *ayahuasca*" *Journal of Ethnopharmacology* 10(2): 195–223.

McKenna, D.J. *et al.* 1984b. "Monoamine oxidase inhibitors in South American hallucinogenic plants Part 2: Constituents of orally-active myristicaceous hallucinogens" *Journal of Ethnopharmacology* 12(2): 179–211.

McKenna, D.J. *et al.* 1986. "Ingredientes biodinámicos en las plantas que se mezclan al ayahuasca. Una farmacopea tradicional no investigada" *América Indígena* 46(1): 73–99.

MacRae, E. 1992. *Guiado Pela Lua: Xamanismo e Uso Ritual da Ayahuasca no Culto do Santo Daime.* Editora Brasiliense, São Paolo, Brasil. With "Anexo" of 12 hymns.

Magnin, J. 1740. *Breve Descripción de la Provincia de Quito, y de sus Misiones de Sucumbíos de Religiosos de S. Franco. y de Maynas de Pp. de la Compa. de Jhs. a las Orillas del Gran Río Marañón.* Quito, Ecuador.

Manske, R.H.F. 1931. "A synthesis of the methyl-tryptamines and some derivatives" *Canadian Journal of Research* 5: 592–600.

Manske, R.H.F. *et al.* 1927. "Harmine and harmaline. Part IX. A synthesis of harmaline"

Journal of the Chemical Society (Organic) 1927: 1–15.

Marks, J. 1979. *The Search for the "Manchurian Candidate."* Dell Books, New York.

Marles, R.J. *et al.* 1988. "A contribution to the ethnopharmacology of the lowland Quichua people of Amazonian Ecuador" *Revista de la Academia Colombiana de Ciencias Exactas, Físicas y Naturales* 16(63): 111–120.

Marnell, T. [Ed.] 1993. *Drug Identification Bible.* Drug Identification Bible, Denver, CO.

Marten, G.C. *et al.* 1973. "Alkaloids and palatability of *Phalaris arundinacea* L. grown in diverse environments" *Agronomy Journal* 65: 199–201.

Meckes-Lozoya, M. *et al.* 1990. "N,N-Dimethyltryptamine alkaloid in *Mimosa-tenuiflora* bark (tepescohuite)" *Archivos de Investigación Médica* 21(2): 175–177.

Menser, G.P. 1977. *Hallucinogenic and Poisonous Mushroom Field Guide.* And/Or Press, Berkeley, CA.

Michiels, M. and **E. Clinquart** 1926. "Sur les réactions chimiques d'identification de la yagéine" *Bulletin de l'Académie Royale du Médecine du Belgique* 5-6: 19–29.

Miller, J.S. 1993. Personal communications, Catemaco and Xalapa, Veracruz, México.

Monardes, N. [E. Denot & S. Satanowsky, Eds.] 1990. *Herbolaria de Indias.* Redacta, México City. "Presentación" by X. Lozoya.

Montgomery, R. 1992. Personal communications, Sebastopol, CA and Maui, HI.

Moore, M. 1989. *Medicinal Plants of the Desert and Canyon West.* Museum of New Mexico Press, Santa Fé, NM. Preface by A. Weil.

Moore, R.M. *et al.* 1967. "Factors affecting concentrations of dimethylated indolealkylamines in *Phalaris tuberosa* L." *Australian Journal of Biological Sciences* 20: 1131–1140.

Morimoto, H. and **H. Matsumoto** 1966. "Über Alkaloide, VI: Inhaltßtoffe von *Lespedeza bicolor* var. *japonica*, II" *Justus Liebig's Annalen der Chemie* 692: 194–199.

Morimoto, H. and **H. Oshio** 1965. "Über Alkaloide, V: Inhaltßtoffe von *Lespedeza bicolor* var. *japonica*, I. Über Lespedamin, ein neues Alkaloid" *Justus Liebig's Annalen der Chemie* 682: 212–218.

Mors, W.B. and **O. Ribeiro** 1957. "Occurrence of scopoletin in the genus *Brunfelsia*" *Journal of Organic Chemistry* 22: 978–979.

Mors, W.B. and **P. Zaltzman** 1954. "Sôbre o alcaloide da *Banisteria caapi* Spruce e do *Cabi paraensis* Ducke" *Boletím do Instituto de Química Agrícola* 34: 17–27.

Morton, C.V. 1931. "Notes on *yagé*, a drug-plant of southeastern Colombia" *Journal of the Washington Academy of Sciences* 21: 485–488.

Mulvena, D.P. and **M. Slaytor** 1982. "Separation of tryptophan derivatives in *Phalaris aquatica* by thin-layer chromatography" *Journal of Chromatography* 245: 155–157.

Naranjo, C. 1967. "Psychotropic properties of the harmala alkaloids" In: Efron, D.H. *et al.* [Eds.] *Ethnopharmacologic Search for Psychoactive Drugs.* [Public Health Service Publication No. 1645] U.S. Government Printing Office, Washington, D.C. pp. 385–391.

Naranjo, C. 1973. "Psychological aspects of the *yagé* [*sic*] experience in an experimental setting" In: Harner, M.J. [Ed.] *Hallucinogens and Shamanism.* Oxford University Press, London, England. pp. 176–190.

Naranjo, P. 1975. "Drogas psiquedélicas [*sic*] en medicina mágica" *Cuadernos Científicos CEMEF* 4: 73–92.

Naranjo, P. 1979. "Hallucinogenic plant use and related indigenous belief systems in the Ecuadorian Amazon" *Journal of Ethnopharmacology* 1(2): 121–145.

Naranjo, P. 1983. *Ayahuasca: Etnomedicina y Mitología.* Eds. Libri Mundi, Quito, Ecuador.

Naranjo, P. 1986. "El *ayahuasca* en la arqueología ecuatoriana" *América Indígena* 46(1): 117–127.

Nicholson, M.S. and **C.B. Arzeni** 1993. "The market medicinal plants of Monterrey, Nuevo León, México" *Economic Botany* 47(2): 184–192.

O'Connell, F.D. and **E.V. Lynn** 1953. "The alkaloid of *Banisteriopsis inebrians* Morton" *Journal of the American Pharmaceutical Association* 42: 753–754.

Oga, S. *et al.* 1984. "Pharmacological trials of crude extract of *Passiflora alata*" *Planta Medica* 50: 303–306.

Oram, R.N. and **J.D. Williams** 1967. "Variation in concentration and composition of toxic alkaloids among strains of *Phalaris tuberosa* L." *Nature* 213: 946–947.

Ortíz de Montellano, B.R. 1990. *Aztec Medicine, Health, and Nutrition*. Rutgers University Press, New Brunswick, NJ.

Oss, O.T. and **O.N. Oeric**, with **I.T. Obscure** and **Kat** [Pseudonyms for J.E. Bigwood, K. Harrison, D.J. McKenna and T.K. McKenna] 1975. *Psilocybin: Magic Mushroom Grower's Guide.* And/Or Press, Berkeley, CA.

Ott, J. 1975. "Notes on recreational use of hallucinogenic mushrooms" *Boletín de la Sociedad Mexicana de Micología* 9: 131–135.

Ott, J. 1976. *Hallucinogenic Plants of North America.* Wingbow Press, Berkeley, CA. Revised edition 1979. Introduction by Richard Evans Schultes.

Ott, J. 1978. "Recreational use of hallucinogenic mushrooms in the United States" In: Rumack, B.H. and E. Salzman [Eds.] *Mushroom Poisoning: Diagnosis and Treatment*. CRC Press, West Palm Beach, FL. pp. 231–243.

Ott, J. 1985. *The Cacahuatl Eater: Ruminations of an Unabashed Chocolate Addict.* Natural Products Co., Vashon, WA.

Ott, J. 1990. "A twentieth century Darwin" In: Riedlinger, T.J. [Ed.] *The Sacred Mushroom Seeker: Essays for R. Gordon Wasson.* [Ethnomycological Studies No. 11] Dioscorides Press, Portland, OR. pp. 183–191.

Ott, J. 1993. *Pharmacotheon: Entheogenic Drugs, Their Plant Sources and History.* Natural Products Company, Kennewick, WA. Foreword by Albert Hofmann.

Ott, J. In preparation. *Pharmacotheon II: Entheogenic Plants and the Origins of Religions.* Natural Products Co., Kennewick, WA.

Ott, J. and **J.E. Bigwood** [Eds.] 1978. *Teonanácatl: Hallucinogenic Mushrooms of North America.* Madrona Publishers, Seattle, WA.

Ott, J. and **J.E. Bigwood** [Eds.; Translation by M.S. Antolín] 1985. *Teonanácatl: Hongos Alucinógenos de Europa y América del Norte.* Editorial Swan, San Lorenzo de El Escorial, Spain. Addenda by D. Belmonte.

Ott, J. and **R.G. Wasson** 1983. "Carved 'disembodied eyes' of Teotihuacan" *Botanical Museum Leaflets* Harvard University 29(4): 387–400.

Pachter, I.J. *et al.* 1959. "Indole alkaloids of *Acer saccharinum* (the silver maple), *Dictyoloma incanescens*, *Piptadenia colubrina*, and *Mimosa hostilis*" *Journal of Organic Chemistry* 24: 1285–1287.

Padoch, C. and **W. De Jong** 1991. "The house gardens of Santa Rosa: Diversity and variability in an Amazonian agricultural system" *Economic Botany* 45(2): 166–175.

Pardanani, J.H. *et al.* 1978. "Cactus alkaloids. XXXVII. Mescaline and related compounds from *Opuntia spinosior*" *Lloydia* 41(3): 286–288.

Paris, R.R. *et al.* 1955. *Comptes Rendus Hebdomadaire des Séances de l'Académie des Sciences* 241: 241.

Paris, R.R. *et al.* 1957. "Alcaloïdes du *Leptactinia densiflora* Hook. f." *Bulletin de la Société Chimique du France* 1957: 780–782.

Pennes, H.H. and **P.H. Hoch** 1957. "Psychotomimetics [*sic*], clinical and theoretical considerations: Harmine, WIN-2299 and nalline" *American Journal of Psychiatry* 113: 887–892.

Perkin, W.H. and **R. Robinson** 1919a. "Harmine and harmaline. Part III." *Journal of the Chemical Society (Organic)* 115: 933–967.

Perkin, W.H. and **R. Robinson** 1919b. "Harmine and harmaline. Part IV." *Journal of the Chemical Society (Organic)* 115: 967–972.

Perrot, E. and **Raymond-Hamet** 1927a. "Le yagé, plante sensorielle des indiens de la région amazonienne de l'Equateur et de la Colombie" *Comptes Rendus Hebdomadaires des Séances de l'Académie des Sciences* 184: 1266–1268.

Perrot, E. and **Raymond-Hamet** 1927b. "Yagé, ayahuasca, caapi et leur alcaloïde, télépatheine ou yagéine" *Bulletin des Sciences Pharmacologiques* 34: 337–347; 417–426; 500–514.

Pinkley, H.V. 1969. "Plant admixtures to *ayahuasca*, the South American hallucinogenic drink" *Lloydia* 32(3): 305–314.

Pletscher, A. *et al.* 1959. "Über pharmakologische Beeinflußung des Zentralnervensystems durch kurzwirkende Monoaminoxidasehemmer aus der Gruppe der Harmala-Alkaloide" *Helvetica Physiologica et Pharmacologica Acta* 17: 202–214.

Plowman, T.C. 1977. "Brunfelsia in ethnomedicine" *Botanical Museum Leaflets* Harvard University 25(10): 289–320.

Plowman, T.C. 1981. "Amazonian coca" *Journal of Ethnopharmacology* 3(2&3): 195–225.

Poisson, J. 1965. "Note sur le 'Natem', boisson toxique péruvienne et ses alcaloïdes" *Annales Pharmaceutiques Françaises* 23(4): 241–244.

Polia, M. and **A. Bianchi** 1993. "The plant teachers of northern Peruvian Andean healers: Ethnobotanical and ethnomedical data" In press, in *Integration: Zeitschrift für Geistbewegende Pflanzen und Kultur* No. 5.

Poupat, C. *et al.* 1976. "Alcaloïdes de *Acacia simplicifolia*" *Phytochemistry* 15: 2019–2020.

Power, F.B. and **V.K. Chestnut** 1919. "*Ilex vomitoria* as a native source of caffeine" *Journal of the American Chemical Society* 41: 1307–1312.

Prance, G.T. 1970. "Notes on the use of plant hallucinogens in Amazonian Brazil" *Economic Botany* 24(1): 62–68.

Prance, G.T. and **J.A. Kallunki** [Eds.] 1984. *Ethnobotany in the Neotropics.* The New York Botanical Garden, Bronx, NY.

Prance, G.T. and **A.E. Prance** 1970. "Hallucinations in Amazonia" *Garden Journal* 20: 102–107.

Prance, G.T. *et al.* 1977. "The ethnobotany of the Paumarí Indians" *Economic Botany* 31(2): 129–139.

Ramírez de Jara, M.C. and **C.E. Pinzón C.** 1986. "Los hijos del bejuco solar y la campana celeste. El yajé en la cultura popular urbana" *América Indígena* 46(1): 163–188.

Ratcliffe, B. 1973. "Psilocybin demand creates new drug deception" *The Pharm Chem Newsletter* 2(2): 1 *et seq.*

Raymond-Hamet, 1941. "Sur les effets vasculaires de l'harmine, de l'harmaline et de la tétrahydroharmine" *Comptes Rendus Hebdomadaires des Séances de la Société de Biologie et de ses Filiales* 135: 69–73.

Reichel-Dolmatoff, G. 1944. "La cultura material de los Indios Guahibo" *Revista del Instituto Etnológico Nacional* 1(1): 437–506.

Reichel-Dolmatoff, G. 1960. "Notas etnográficas sobre los Indios del Chocó" *Revista Colombiana de Antropología* 11: 75–158.

Reichel-Dolmatoff, G. 1969. "El contexto cultural de un alucinógeno aborígen" *Revista de la Academia Colombiana de Ciencias Exactas, Físicas y Naturales* 13(51): 327–345. English version, **Reichel-Dolmatoff** 1972.

Reichel-Dolmatoff, G. 1970. "Notes on the cultural extent of the use of yajé (*Banisteriopsis caapi*) among the Indians of the Vaupés, Colombia" *Economic Botany* 24(1): 32–33.

Reichel-Dolmatoff, G. 1971. *Amazonian Cosmos: The Sexual and Religious Symbolism of the Tukano Indians.* University of Chicago Press, Chicago, IL.

Reichel-Dolmatoff, G. 1972. "The cultural

context of an aboriginal hallucinogen: *Banisteriopsis caapi* " In: Furst, P.T. [Ed.] *Flesh of the Gods: The Ritual Use of Hallucinogens.* Praeger Publishers, New York. pp. 84–113.

Reichel-Dolmatoff, G. 1975. *The Shaman and the Jaguar: A Study of Narcotic* [*sic*] *Drugs Among the Indians of Colombia.* Temple University Press, Philadelphia, PA. Foreword by Richard Evans Schultes.

Reichel-Dolmatoff, G. 1978. *Beyond the Milky Way: Hallucinatory Imagery of the Tukano Indians.* [Latin American Center Publications, UCLA Latin American Studies Vol. 42] University of California Press, Los Angeles, CA.

Reis Altschul, S. von 1967. "Vilca and its use" In: Efron, D.H. *et al.* [Eds.] *Ethnopharmacologic Search for Psychoactive Drugs.* [Public Health Service Publication No. 1645] U.S. Government Printing Office, Washington, D.C. pp. 307–314.

Reis Altschul, S. von 1972. *The Genus Anadenanthera in Amerindian Cultures.* Botanical Museum of Harvard University, Cambridge, MA.

Rivera, A. *et al.* 1989. "*Brugmansia sanguinea* subsp. *vulcanicola*, a good source of scopolamine" *Fitoterapia* 60(6): 542–544.

Rivier, L. and **J.-E. Lindgren** 1972. "'Ayahuasca,' the South American hallucinogenic drink: An ethnobotanical and chemical investigation" *Economic Botany* 26(1): 101–129.

Rivier, L. and **P.-É. Pilet** 1971. "Composés hallucinogènes indoliques naturels" *Année Biologique* 10(3-4): 129–149.

Rodríguez, E. *et al.* 1982. "The possible role of Amazonian psychoactive plants in the chemotherapy of parasitic worms—A hypothesis" *Journal of Ethnopharmacology* 6(3): 303–309.

Rouhier, A. 1924. "Le *yagé*: Plante télépathique" *Paris Médical* 52: 341.

Rouhier, A. 1926. "Documents pour servir à l'étude du yagé" *Bulletin des Sciences Pharmacologiques* 33: 252–261.

Rouhier, A. 1927. *La Plante qui Fait les Yeux Émerveillés—le Peyotl.* Gaston Doin et Cie., Paris, France. Préface by E. Perrot, pp. v.–xii.

Rovelli, B. and **G.N. Vaughan** 1967. "Alkaloids of *Acacia* I. $N_b N_b$-Dimethyltryptamine in *Acacia phlebophylla* F. Muell." *Australian Journal of Chemistry* 20: 1299–1300.

Ruck, C.A.P. *et al.* 1979. "Entheogens" *Journal of Psychedelic Drugs* 11(1-2): 145–146.

Rusby, H.H. 1923. "The aboriginal uses of *caapi* " *Journal of the American Pharmaceutical Association* 12: 1123.

Russo, E.B. 1992. "Headache treatments by native peoples of the Ecuadorian Amazon: A preliminary cross-disciplinary assessment" *Journal of Ethnopharmacology* 36(3): 193–206.

Sai-Halász, A. 1962. "The effect of antiserotonin on the experimental psychosis [*sic*] induced by dimethyltryptamine" *Experientia* 18(3): 137–138.

Sai-Halász, A. 1963. "The effect of MAO inhibition on the experimental psychosis [*sic*] induced by dimethyltryptamine" *Psychopharmacologia* 4(6): 385–388.

Sai-Halász, A. *et al.* 1958. "Dimethyltryptamin: Ein neues Psychoticum [*sic*]" *Psychiatria et Neurologia* [Basel] 135: 285–301.

Samorini, G. 1992. Personal communications, San Luis Potosí and Xalapa, México.

Schmeda Hirschmann, G. and **A.R. De Arias** 1990. "A survey of medicinal plants of Minas Gerais, Brazil" *Journal of Ethnopharmacology* 29(2): 159–172.

Schroeder, D.R. 1986(5). "Isolation and biomimetic synthesis of bishordeninyl terpene alkaloids from *Zanthoxylum procerum* " *Dissertation Abstracts International* 47(2): 636–B.

Schultes, R.E. 1942. "Plantae Colombianae II. Yoco: A stimulant of southern Colombia" *Botanical Museum Leaflets* Harvard University 10(10): 301–324.

Schultes, R.E. 1954a. "Plantae Austro-Americanae IX. Plantarum novarum vel notabilium notae diversae" *Botanical Museum Leaflets* Harvard University 16(8): 179–228.

Schultes, R.E. 1954b. "A new narcotic [*sic*] snuff from the northwest Amazon" *Botanical Museum Leaflets* Harvard University 16(9): 241–260.

Schultes, R.E. 1957. "The identity of the malpighiaceous narcotics [*sic*] of South America" *Botanical Museum Leaflets* Harvard University 18(1): 1–56.

Schultes, R.E. 1960. "A reputedly toxic *Malouetia* from the Amazon" *Botanical Museum Leaflets* Harvard University 19(5): 123–124.

Schultes, R.E. 1969a. "De plantis toxicariis e mundo novo tropicale commentationes IV" *Botanical Museum Leaflets* Harvard University 22(4): 133–164.

Schultes, R.E. 1969b. "De plantis toxicariis e mundo novo tropicale commentationes V. *Virola* as an orally administered hallucinogen" *Botanical Museum Leaflets* Harvard University 22(6): 229–240.

Schultes, R.E. 1972a. "De plantis toxicariis e mundo novo tropicale commentationes X. New data on the malpighiaceous narcotics [*sic*] of South America" *Botanical Museum Leaflets* Harvard University 23(3): 137–147.

Schultes, R.E. [S.H. Wassén, Ed.] 1972b. "*Ilex guayusa* from 500 A.D. to the present" *Göteborgs Etnografiska Museum Etnologiska Studier* 32: 115–138.

Schultes, R.E. 1975. "De plantis toxicariis e mundo novo tropicale commentationes XIII. Notes on poisonous or medicinal malpighiaceous species of the Amazon" *Botanical Museum Leaflets* Harvard University 24(6): 121–131.

Schultes, R.E. 1977. "A new hallucinogen from Andean Colombia: *Iochroma fuchsioides*" *Journal of Psychedelic Drugs* 9(1): 45–49.

Schultes, R.E. [J. Ott, Ed.] 1979a. "Evolution of the identification of the major South American narcotic [*sic*] plants" *Journal of Psychedelic Drugs* 11(1-2): 119–134.

Schultes, R.E. 1979b. "Discovery of an ancient guayusa plantation in Colombia" *Botanical Museum Leaflets* Harvard University 27(5-6): 143–153.

Schultes, R.E. 1981. "Coca in the northwest Amazon" *Journal of Ethnopharmacology* 3(2&3): 173–194.

Schultes, R.E. 1983. "De plantis toxicariis e mundo novo tropicale commentationes XXXIII. Ethnobotanical, floristic and nomenclatural notes on plants of the northwest Amazon" *Botanical Museum Leaflets* Harvard University 29(4): 343–365.

Schultes, R.E. 1985a. "De plantis toxicariis e mundo novo tropicale commentationes XXXIV: Biodynamic rubiaceous plants of the northwest Amazon" *Journal of Ethnopharmacology* 14(2,3): 105–124.

Schultes, R.E. 1985b. "De plantis toxicariis e mundo novo tropicale commentationes XXXVI. A novel method of utilizing the hallucinogenic Banisteriopsis" *Botanical Museum Leaflets* Harvard University 30(3): 61–63.

Schultes, R.E. 1986a. "Recognition of variability in wild plants by Indians of the northwest Amazon: An enigma" *Journal of Ethnobiology* 6(2): 229–238.

Schultes, R.E. 1986b. "El desarrollo histórico de la identificación de las malpigiáceas empleadas como alucinógenos" *América Indígena* 46(1): 9–47.

Schultes, R.E. 1987. "A caffeine drink prepared from bark" *Economic Botany* 41(4): 526–527.

Schultes, R.E. 1988. *Where the Gods Reign:*

Plants and Peoples of the Colombian Amazon. Synergetic Press, Oracle, AZ.

Schultes, R.E. and **A. Hofmann** 1979. *Plants of the Gods: Origins of Hallucinogenic Use.* McGraw-Hill, New York. 1992 reprint, Healing Arts Press, Rochester, VT.

Schultes, R.E. and **A. Hofmann** 1980. *The Botany and Chemistry of Hallucinogens.* Enlarged Second Edition. C.C. Thomas, Springfield, IL. Foreword by H. Klüver.

Schultes, R.E. and **B.R. Holmstedt** 1968. "De plantis toxicariis e mundo novo tropicale commentationes II. The vegetal ingredients of the myristicaceous snuffs of the northwest Amazon" *Rhodora* 70: 113–160.

Schultes, R.E. and **R.F. Raffauf** 1960. "Prestonia: An Amazon narcotic [*sic*] or not?" *Botanical Museum Leaflets* Harvard University 19(5): 109–122.

Schultes, R.E. and **R.F. Raffauf** 1990. *The Healing Forest: Medicinal and Toxic Plants of the Northwest Amazonia.* Dioscorides Press, Portland, OR. Foreword by H.R.H. Philip.

Schultes, R.E. and **R.F. Raffauf** 1992. *Vine of the Soul: Medicine Men, Their Plants and Rituals in the Colombian Amazon.* Synergetic Press, Oracle, AZ. Foreword G.T. Prance.

Schultes, R.E. and **T. Swain** 1976. "De plantis toxicariis e mundo novo tropicale commentationes XIII. Further notes on Virola as an orally administered hallucinogen" *Journal of Psychedelic Drugs* 8(4): 317–324.

Schultes, R.E. *et al.* 1969. "De plantis toxicariis e mundo novo tropicale commentationes III. Phytochemical examination of Spruce's original collection of Banisteriopsis caapi" *Botanical Museum Leaflets* Harvard University 22(4): 121–132.

Schultes, R.E. *et al.* 1977. "De plantis toxicariis e mundo novo tropicale commentationes XVII. *Virola* as an oral hallucinogen among the Boras of Peru" *Botanical Museum Leaflets* Harvard University 25(9): 259–272.

Seil, H. and **E. Putt** 1924. "The chemical examination of *caapi*: A preliminary report" *Journal of the American Pharmaceutical Association* 13: 99–101.

Shemluck, M.J. 1979. "The flowers of Ilex guayusa" *Botanical Museum Leaflets* Harvard University 27(5-6): 155–160.

Shulgin, A.T. 1976. "Profiles of psychedelic drugs. 1. DMT" *Journal of Psychedelic Drugs* 8(2): 167–168.

Shulgin, A.T. 1993. Personal communications, Maui, HI and Madrid, Spain.

Shulgin, A.T. and **A. Shulgin** 1991. *PIHKAL: A Chemical Love Story.* Transform Press, Berkeley, CA. Foreword by D.E. Nichols.

Shulgin, A.T. and **A. Shulgin** 1994. *TIHKAL.* Transform Press, Berkeley, CA, in preparation.

Siskind, J. 1973. "Visions and cures among the Sharanahua" In: Harner, M.J. [Ed.] *Hallucinogens and Shamanism.* Oxford University Press, London and Oxford, England and New York. pp. 28–39.

Skaltsounis, A.L. *et al.* 1983. "Plantes de Nouvelle-Calédonie. LXXXIII. Alcaloïdes des tiges feuillées de *Melicope leptococca*" *Journal of Natural Products* 46(5): 732–735.

Smith, T.A. 1977. "Tryptamine and related compounds in plants" *Phytochemistry* 16: 171–175.

Späth, E. and **E. Lederer** 1930a. "Synthese der Harmala-Alkaloide: Harmalin, Harmin und Harman" *Berichte der Deutschen Chemischen Gesellschaft* 63: 120–125.

Späth, E. and **E. Lederer** 1930b. "Synthesen von 4-Carbolinen" *Berichte der Deutschen Chemischen Gesellschaft* 63: 2102–2111.

Speroni, E. and **A. Minghetti** 1988. "Neuropharmacological activity of extracts from *Passiflora incarnata*" *Planta Medica* 54: 488–491.

Spruce, R. 1873. "On some remarkable narcotics [*sic*] of the Amazon Valley and Orinoco, Ocean highways" *The Geographical Review* 1(55): 184–193.

Spruce, R. [A.R. Wallace, Ed.] 1908. *Notes of a Botanist on the Amazon and Andes.* Two volumes. Macmillan, London, England. Reprint in 1970; Johnson Reprint, New York.

Stafford, P. [J. Bigwood, Technical Editor] 1983. *Psychedelics Encyclopedia.* J.P. Tarcher, Inc., Los Angeles, CA. Third Edition 1992.

Stamets, P.E. 1978. *Psilocybe Mushrooms & Their Allies.* Homestead Book Co., Seattle, WA. Foreword by Gastón Guzmán.

Stamets, P.E. and J.S. Chilton 1983. *The Mushroom Cultivator: A Practical Guide to Growing Mushrooms at Home.* Agarikon Press, Olympia, WA. Foreword by Andrew Weil.

Sterling, B. 1992. *The Hacker Crackdown: Law and Disorder on the Electronic Frontier.* Bantam Books, New York.

Szára, S.I. 1956. "Dimethyltryptamin: Its metabolism in man; the relation of its psychotic [*sic*] effect to the serotonin metabolism" *Experientia* 15(6): 441–442.

Szára, S.I. 1957. "The comparison of the psychotic [*sic*] effect of tryptamine derivatives with the effects of mescaline and LSD-25 in self-experiments" In: Garattini, S. and V. Ghetti [Eds.] *Psychotropic Drugs.* Elsevier, Amsterdam, Netherlands. pp. 460–467.

Szára, S.I. 1961. "Hallucinogenic effects and metabolism of tryptamine derivatives in man" *Federation Proceedings* 20: 885–888.

Takagi, S. *et al.* 1979. "Minor basic constituents of *Evodia* fruits" *Shoyakugaku Zasshi* 33(1): 30–34.

Taussig, M. 1987. *Shamanism, Colonialism, and the Wild Man: A Study in Terror and Healing.* University of Chicago Press, Chicago, IL.

Thompson, A.C. *et al.* 1987. "Indolealkylamines of *Desmanthus illinoensis* and their growth inhibition activity" *Journal of Agricultural and Food Chemistry* 35(3): 361–365.

Turner, W.J. and **S. Merlis** 1959. "Effect of some indolealkylamines on man" *Archives of Neurology and Psychiatry* 81: 121–129.

Turner, W.J. *et al.* 1955. "Concerning theories of indoles in schizophrenigenesis" *American Journal of Psychiatry* 112: 466–467.

Tyler, V.E. and **D. Gröger** 1964. "Investigation of the alkaloids of *Amanita* species II. *Amanita citrina* and *Amanita porphyria*" *Planta Medica* 12(4): 397–402.

Udenfriend, S. *et al.* 1958. "Studies with reversible inhibitors of monoamine oxidase: Harmaline and related compounds" *Biochemical Pharmacology* 1: 160–165.

Ueno, A. *et al.* 1978. "Studies on the constituents of *Desmodium caudatum* DC" *Chemical and Pharmacological Bulletin Japan* 26(8): 2411–2416.

Uscátegui M., N. 1959. "The present distribution of narcotics [*sic*] and stimulants amongst the Indian tribes of Colombia" *Botanical Museum Leaflets* Harvard University 18(6): 273–304.

Uscátegui M., N. 1961. "Distribución actual de las plantas narcóticas [*sic*] y estimulantes usadas por las tribus indígenas de Colombia" *Revista de la Academia Colombiana de Ciencias Exactas, Físicas y Naturales* 11(43): 215–228.

Valadez, S. 1986. "Guided tour spirituality: Cosmic way or cosmic rip-off?" *Shaman's Drum: A Journal of Experiential Shamanism* Fall issue. pp. 4–6. Letter to the editor.

Van Beek, T.A. *et al.* 1984. "*Tabernaemontana* L. (Apocynaceae): A review of its taxonomy, phytochemistry, ethnobotany and pharmacology" *Journal of Ethnopharmacology* 10(1): 1–156.

Vickers, W.T. and T.C. Plowman 1984. "Useful plants of the Siona and Secoya Indians of eastern Ecuador" *Fieldiana* 15: 1–63.

Villavicencio, M. 1858. *Geografía de la República del Ecuador.* R. Craigshead, New York.

Wahba Khalil, S.K. and **Y.M. Elkheir** 1975. "Dimethyltryptamine from the leaves of certain *Acacia* species of northern Sudan" *Lloydia* 38(2): 176–177.

Walton, J.W. 1970. "Muiname diagnostic use of narcotics [*sic*]" *Economic Botany* 24(2): 187–188.

Wassel, G.M. *et al.* 1985. "Alkaloids from the rhizomes of *Phragmites australis* (Cav.) Trin. ex Steud." *Scientia Pharmaceutica* 53(3): 169–170. *Chemical Abstracts* 104: 48723f.

Wassén, S.H. 1967. "Anthropological survey of the use of South American snuffs" In: Efron, D.H. *et al.* [Eds.] *Ethnopharmacologic Search for Psychoactive Drugs.* [Public Health Service Publication No. 1645] U.S. Government Printing Office, Washington, D.C. pp. 233–289.

Wassén, S.H. 1979. "Was *espingo* (*ispincu*) of psychotropic and intoxicating importance for the shamans of Peru?" In: Browman, D. L. and R.A. Schwarz [Eds.] *Spirits, Shamans, and Stars: Perspectives from South America.* Mouton and Co., The Hague, Netherlands; Paris, France and New York. pp. 55–62.

Wassén, S.H. and **B.R. Holmstedt** 1963. "The use of paricá, an ethnological and pharmacological review" *Ethnos* 28(1): 5–45.

Wasson, R.G. 1957. "Seeking the magic mushroom" *Life* 42(19): 100 *et seq.* 13 May.

Wasson, R.G. 1961. "The hallucinogenic fungi of Mexico: An inquiry into the origins of the religious idea among primitive peoples" *Botanical Museum Leaflets* Harvard University 19(7): 137–162.

Wasson, R.G. 1968. *Soma: Divine Mushroom of Immortality.* [Ethno-mycological Studies No. 1] Mouton and Co., The Hague, Netherlands; Harcourt Brace Jovanovich, New York.

Wasson, R.G. 1977. Personal communications, Danbury, CT & Port Townsend, WA.

Wasson, R.G. 1980. *The Wondrous Mushroom: Mycolatry in Mesoamerica.* [Ethnomycological Studies No. 7] McGraw-Hill, New York.

Wasson, R.G. *et al.* 1978. *The Road to Eleusis: Unveiling the Secret of the Mysteries.* [Ethnomycological Studies No. 4] Harcourt, Brace Jovanovich, New York and London.

Wasson, V.P. and **R.G. Wasson** 1957. *Mushrooms Russia and History.* Two volumes. Pantheon Books, New York.

Webb, L.J. 1949. *Australian Phytochemical Survey.* Part I. CSIRO, Melbourne, Australia.

Weil, A.T. 1972. *The Natural Mind: A New Way of Looking at Drugs and the Higher Consciousness.* Houghton-Mifflin, Boston, MA.

Weil, A.T. 1980. *The Marriage of the Sun and Moon: A Quest for Unity in Consciousness.* Houghton-Mifflin, Boston, MA.

Weiss, G. 1973. "Shamanism and priesthood in the light of the Campa *ayahuasca* ceremony" In: Harner, M.J. [Ed.] *Hallucinogens and Shamanism.* Oxford University Press, London and Oxford, England. pp. 40–47.

Weiss, R.F. [Trans. by A.R. Meuss] 1988. *Herbal Medicine.* AB Arcanum, Göthenburg, Sweden.

Whistler, W.A. 1992. *Polynesian Herbal Medicine.* Nat'l. Tropical Bot. Garden, Lawai, HI.

White, O.E. 1922. "Botanical exploration in Bolivia" *Brooklyn Botanical Garden Record* 11(3): 93–105.

Wilbert, J. 1987. *Tobacco and Shamanism in South America.* Yale University Press, New Haven, CT and London, England.

Wilbert, J. 1991. "Does pharmacology corroborate the nicotine therapy and practices of South American shamanism?" *Journal of Ethnopharmacology* 32(1-3): 179–186.

Williams, L. 1931. "The death vine: Ayahuasca" *Field Museum News* 2(8): 3.

Williams, M. *et al.* 1971. "Characterization of alkaloids in palatable and unpalatable clones of *Phalaris arundinacea* L." *Crop Science* 11: 213–217.

Wolfes, O. and **K. Rumpf** 1928. "Über die Gewinnung von Harmin aus einer südamerikanischen Liane" *Archiv der Pharmazie und Berichte der Deutschen Pharmazeutischen Gesellschaft* 266(3): 188–189.

Zerda Bayón, R. 1915. *Informes Sobre Mi Excursión Científica en las Regiones Colombianas del Caquetá.* Bogotá, Colombia.

Index

DANKSAGUNGEN

Ich bin Herrn Dr. Robert Montgomery vom *Botanical Preservation Corps* für seine bibliographische Hilfe und viele wertvolle Diskussionen über *Ayahuasca*-Analoge verbunden. Ich bin auch den folgenden Spezialisten, die mit mir ihre Informationen, Forschungsergebnisse und Einsichten geteilt haben verpflichtet: Dr. Jeremy E. Bigwood, aus Guatemala City, Guatemala; Dr. James C. Callaway von der Univertität Kuopio, Finnland; Dr. Ronald M. Cook von *Biosearch Technologies* in San Rafael, Kalifornien; Dr. Herman de Vries aus Eschenau, Deutschland; Dr. Mark S. Donell aus Silver City, New México; Dr. Josep M. Fericgla von der *Universidad de Barcelona*, Catalunya; Dr. Jochen Gartz aus Leipzig, Deutschland; Dr. Luis Eduardo Luna von der *Swedish School of Economics* in Helsinki, Finnland; Dr. Dennis J. McKenna aus *Aveda* in Minneopolis, Minnesota; Dr. Edward MacRae aus Sao Paulo, Brasilien; Dr. Jonathon S. Miller vom *Centro de Investigacion de Bosques Tropicales*, Quito, Ecuador; Dr. Galo Pichama von Morona, Santiago, Ecuador; Dr. Berta Ramirez aus Los Angeles, Kalifornien; Dr. Alexander T. Shulgin aus Lafayette, Kalifornien; Dr. Constantino Manuel Torres, von der Florida International University in Miami, Florida und Dr. Steven A. van Heiden, Austin, Texas.

Ich danke Dr. Martín I.P. Vinaver aus San Andrés Tlanelhuayocan, Veracruz, für seine Zeichnungen, die auf dem Innentitel und der Kolophon-Seite zu finden sind, und ebenfalls der Harvard University für die Erlaubnis, die botanischen Abbildungen auf den Seiten 8 und 32 zu reproduzieren.

Ich danke Dr. Albert Hofmann aus Burg im Leimental, Schweiz zusammen mit Dr. Richard Evans Schultes aus Melrose, Massachusetts, für ihren stetigen Rat und die Inspiration – es ist immer eine Freude, sich mit diesen beiden großen Pionieren auszutauschen.

Das Beste zum Schluß – ich danke meiner geliebten Frau Djahel Vinaver "die sich in sanfter Schönheit und bewußter Freude bewegt...". Sie hat mich gelehrt, "die vorüberschwebende Freude..." zu küssen und in "ewigem Sonnenaufgang" zu leben. Dieses Buch ist Ihr zu Ehren ihres dreißigsten Geburtstags gewidmet

Weitere Bücher von Jonathan Ott:

- HALLUCINOGENIC PLANTS OF NORTH AMERICA
  (Wingbow Press, Berkeley, 1976, 1979)

- TEONANACATL: HALLUCINOGENIC MUSHROOMS OF NORTH AMERICA
  Mitherausgeber: J. Bigwood
  (Madrona Publishers, Seattle, 1978, 1985)

- THE CACAHUATL EATER:
  RUMINATIONS OF AN UNABASHED CHOCOLATE ADDICT
  (Natural Products Co., Vashon, WA, 1985)

- PERSEPHONE'S QUEST: ENTHEOGENS AND THE ORIGINS OF RELIGION
  Mitherausgeber: R. G. Wasson, S. Kramrisch und C. A. P. Ruck
  (Yale University Press, New Haven, 1986)

- PHARMACOTHEON:
  ENTHEOGENIC DRUGS, THEIR PLANT SOURCES AND HISTORY
  (Natural Products Co., Kennewick, WA, 1993

  "The juxtaposition of the objective, scientific aspects with the purely subjective, experimental side of the drug problem constitutes the unique character of Pharmacotheon and endows this book with singular value."

  – ALBERT HOFMANN

  "... a thing of beauty. Accurate information, complete information and a pleasure to read as well ... excellent ..." – ALEXANDER SHULGIN

  630 Seiten, 1 kg! nur in englisch; zu beziehen bei MedienXperimente zum Preis von 80 DM + 5 DM Porto

- In Arbeit:
  PHARMACOTHEON II:
  ENTHEOGENIC PLANTS AND THE ORIGINS OF RELIGIONS

Bezug über:
Jonathan Ott Books · Post Office Box 1251 · Occidental, CA · USA 95465

EDITION RAUSCHKUNDE

Albert Hofmann

NATURWISSENSCHAFT & MYSTISCHE WELTERFAHRUNG

Der Grüne Zweig 150

Herausragend unter Hofmanns vielen Entdeckungen war die Substanz LSD.
In Form einer Volkspredigt schildert der heute über 80jährige in diesem Heft seinen philosophischen Hintergrund. Ergänzung, nicht Ausschluß heißt die Devise:

"Was ist wahr, das Bild der Wirklichkeit, das uns die Naturwissenschaften erschließen, oder jenes, das der Mystiker in seiner Schau erlebt? So kann man nur fragen, wenn man meint – und das ist wohl die allgemein vorherrschende Meinung – Naturwissenschaft und mystische Welterfahrung würden sich erkenntnismäßig ausschließen. Das ist aber nicht der Fall. Im Gegenteil, Naturwissenschaft und mystische Welterfahrung ergänzen sich. Das aufzuzeigen, ist der Sinn meiner Ausführungen." *Albert Hofmann*

ISBN 3-925817-50-6, 28 Seiten, 5 DM/7 SFR/45 ÖS

Terence McKenna

PLAN – PLANT – PLANET

Der Grüne Zweig 135

Alle Tiere und Pflanzen sollten legal sein… Die Wiederherstellung direkter Kommunikation mit dem planetaren Anderen, dem Geist in und hinter der Natur, ist auf die Verwendung halluzinogener Pflanzen angewiesen.
Diese Kommunikation mag unsere letzte und beste Hoffnung sein… Das Bio-Manifest für die 90er Jahre!

ISBN 3-925817-35-2, 36 Seiten, 5 DM/7 SFR/45 ÖS

Christian Rätsch

50 JAHRE LSD-ERFAHRUNG

Der Grüne Zweig 159

"Essentiell für die LSD-Kultur waren und sind: Sexuelle Befreiung & politische Revolution & kulturelles Rebellentum & mystisches Bestreben & ökologisches Bewußtsein. Die moderne LSD-Kultur verfügt über ein reiches symbolisches Zeichensystem, um im Sinne eines dezentralisierten anarchischen Stammes weltweit, interethnisch und translinguistisch miteinander zu kommunizieren. Von der Warte der beobachtenden Teilnahme und kulturellen Reproduktion ist diese kulturanthropologische Betrachtung geschrieben."

Dr. Christian Rätsch, Kulturanthropologe

ISBN 3-925817-59-X, 128 S., natürlich auf Hanfpapier
20 DM/22 SFR/180 ÖS

Bert Marco Schuldes

PSYCHOAKTIVE PFLANZEN

Der Grüne Zweig 164

Überall auf der Erde wachsen Pflanzen, die, geraucht oder gegessen oder sonstwie verabreicht, erstaunliche Wirkungen auf das menschliche Nervensystem haben. Ein Großteil dieser Pflanzen wird seit altersher von den Menschen, bei denen sie wachsen, zu medizinischen oder schamanistischen Zwecken genutzt und entsprechend verehrt. In diesem Büchlein sind Informationen zu mehr als 66 Pflanzen mit anregender, beruhigender, euphorisierender, sexuell erregender oder halluzinogener Wirkung aufgeführt. Dazu ihre Verwendung, ihre wirksamen Inhaltsstoffe, die Wirkung und Nebenwirkungen, legale Bezugsquellen und Tips für weiterführende Informationsquellen.

ISBN 3-925817-64-6, 96 Seiten, auf Hanfpapier
12 DM/14 SFR/100 ÖS

Werner Pieper's MedienXperimente

Alte Schmiede • D-69488 Löhrbach • Telefax 0 62 01 / 2 25 85

Katalog gegen 2 DM in Briefmarken